小儿保健推拿视频书

孩子吃饭香，少生病，长得好

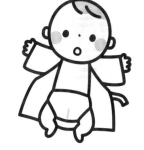

主　编　王立新

副主编　王成元　王宇峰　马颖桃

编　委　蔡坚雄　李　颖　马娜娜　李　鹏　曾　芸
　　　　王玉蛟　季少君　付黎明　王嘉桔　王权午

U0294984

人民卫生出版社

图书在版编目（CIP）数据

小儿保健推拿视频书：孩子吃饭香，少生病，长得好 / 王立新主编. — 北京：人民卫生出版社，2019

ISBN 978-7-117-27897-3

Ⅰ. ①小⋯ Ⅱ. ①王⋯ Ⅲ. ①小儿疾病 – 推拿 Ⅳ. ①R244.15

中国版本图书馆 CIP 数据核字（2019）第 009353 号

| 人卫智网 | www.ipmph.com | 医学教育、学术、考试、健康，购书智慧智能综合服务平台 |
| 人卫官网 | www.pmph.com | 人卫官方资讯发布平台 |

小儿保健推拿视频书
——孩子吃饭香，少生病，长得好

主　　编：王立新
出版发行：人民卫生出版社（中继线 010-59780011）
地　　址：北京市朝阳区潘家园南里 19 号
邮　　编：100021
E - mail：pmph @ pmph.com
购书热线：010-59787592　010-59787584　010-65264830
印　　刷：北京顶佳世纪印刷有限公司
经　　销：新华书店
开　　本：710×1000　1/16　印张：12
字　　数：222 千字
版　　次：2019 年 3 月第 1 版　2019 年 3 月第 1 版第 1 次印刷
标准书号：ISBN 978-7-117-27897-3
定　　价：49.80 元
打击盗版举报电话：010-59787491　E-mail：WQ @ pmph.com
（凡属印装质量问题请与本社市场营销中心联系退换）

张序

　　小儿推拿起源于秦汉时期，自明清时期逐渐形成体系，运用小儿推拿防治儿科疾病已经积累了丰富的经验。到了清末、民国时期，由于当时的卫生政策对中医并不重视，推拿在整体发展上处于低潮，但因其有效、简便、易行，故而深受广大民众的喜爱。此后，许多推拿医家活跃于民间，特别是小儿推拿得到了广泛的流传和应用。新中国成立后，随着党对中医药领域的不断重视和政策落实，部分省会城市成立中医院校，并逐渐开设针灸、推拿学等专业，其中也包括小儿推拿专业。

　　在 60 年从事小儿推拿的工作中，我经历了小儿推拿由不被人知，甚至一度被取消，到如今全民皆知；由辅助治疗儿科疾病，到作为主要治疗方法治疗儿科疾病的全过程。同时，我也看到了一批又一批为了小儿推拿事业而不断奋斗的工作者。

　　近几年，王立新教授以及他的小儿推拿团队，和拍拍熊中医儿推调理中心频繁见诸于电视、会议、书籍和学术刊

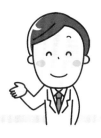

物。王立新教授从事小儿推拿临床和教学工作近 40 年，他怀着对小儿推拿事业的一腔热血，和他的团队一直致力于推广和普及这一功在千秋、利在当代的医疗事业。2009 年，王立新教授与社会组织合作，先后为近万人开展小儿推拿培训，为小儿推拿的推广和普及作出了巨大的贡献。2015 年 6 月，世界中医药学会联合会小儿推拿专业委员会成立，作为首届会长，他多次组织开展学术会议，并受新加坡、马来西亚等国家的邀请进行小儿推拿相关讲座，旨在促进小儿推拿在世界各地学术领域的推广和交流合作，整合境内外相关领域的学术成果，提高小儿推拿在临床、社区和家庭的广泛应用，传播小儿推拿精粹，推动小儿推拿的健康、规范发展。2017 年他还组织编写了《新生儿推拿》教材，率先在国内将小儿推拿应用于新生儿疾病的治疗。

　　在全民更加注重健康和保健的当代中国，小儿推拿外治法在小儿保健及体质调理方面发挥着极其重要的作用。这本书的编写可谓是既顺应时代的要求，也解决了家长想要给孩子保健却苦于找不到合适方法的难题。通过对这本书的学习，家长们便可以做到自行在家给宝宝进行保健及调理。

　　读罢此书，我很乐意向大家推荐。

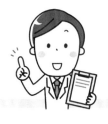

全国名老中医
张素芳
2019 年 3 月 21 日

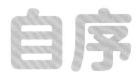

自序

　　小儿推拿疗法是中医文化宝库中的一块瑰宝，具有操作简便、疗效确切、见效迅速等独特的优势。该疗法自明清时期形成独立的体系后，得到了系统全面的发展，在我国儿童医疗保健领域中发挥了重要的作用。

　　近年来，随着我国社会经济的迅速发展，家长对儿童健康的重视程度日益增长，小儿推拿疗法因其自身的优势特色，受到了国内外儿科医疗领域的高度重视，也逐渐发展成为家喻户晓的儿童医疗保健疗法。目前，儿科疾病的临床治疗方面，已经达到了较高的水平，但是在对儿童保健和健康管理的重视程度仍存在明显的不足。中医学强调"不治已病治未病，不治已乱治未乱"，要求我们在日常生活中应高度重视儿童的预防保健，尽量避免某些疾病的发生，在儿童患有疾病后也应予以正确的保健调养方法，促进儿童身体的迅速恢复。但是，用什么方法去进行儿童的保健管理，如何便捷、正确地对儿童进行保健干预，是普遍困扰儿童家长的一大难题。

编者总结近四十年的临床观察和经验积累，发现很多问题是由于家庭的护养不当造成的，这令人很是忧心。中医讲究三分治七分养，小儿护养尤其如此。编者在临床中接触的患儿家属数量不计，尤其是近年来80、90后的初为人父人母的年轻家长，以及爷爷奶奶这种隔辈抚养孩子的家庭，大多数都存在养护方面知识的匮乏，也存在有心想要给孩子保健却苦于没有时间的问题。为切实提高儿童保健水平，解决儿童家长的困惑，我们组织编写了这本《小儿保健推拿视频书——孩子吃饭香，少生病，长得好》，一方面在喂养护理方面给予家庭指导，另一方面总结了常见的家庭保健推拿方法，便于家长自行操作。这本书不仅详细介绍了儿童保健推拿的应用操作，也同时对儿童日常喂养等方面进行了指导，具有较好的应用价值，适合儿童家长学习与应用，可有效提高家长儿童健康管理水平。

儿童是祖国的未来，也是民族的希望；只有儿童身强体健，我们的国家才能兴旺富强。希望本书能够给广大儿童家长提供些许帮助，提高儿童的身体健康水平；更希望国内同仁共同促进小儿推拿疗法的发展，让小儿推拿疗法能够在亿万儿童的健康成长中发挥更大的作用。

感谢将一生芳华献给小儿推拿事业的张素芳教授，张老给予了本书很高的评价。

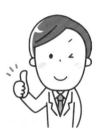

感谢本书的副主编，国家自然科学基金同行评审专家王宇峰教授。他始终致力于小儿推拿临床、教学和科研工作，尤其是在小儿推拿的基础及现代科学研究方面作出了很多贡献，并不断地将临床和科研实验相结合，将原理和实践相互沟通，以进一步指导临床。

感谢本书的另一名副主编马颖桃医生，她在研究生期间就跟随我学习，毕业在医院就职后一直从事小儿推拿工作，她将 10 年来跟诊和工作学习心得以及临床总结都融入到本书中。我们时常感慨物质丰富的今天，孩子的身体健康问题却越来越多，孩子的日常保健迫在眉睫，希望本书能给家长和孩子提供帮助。

感谢参与编写的我的研究生们，始终坚守和应用小儿推拿，在祖国不同的地方和岗位工作，为宝宝的健康努力着。

感谢参与编写的北京、天津、广东及河南等地的小儿推拿机构的同仁们，他们都在传播、推广和应用着小儿推拿。

最后特别感谢人民卫生出版社的樊长苗女士，一遍一遍地和编委会沟通和策划这样一本书。一方面帮助编委会把想要表达的内容，以通俗易懂的方式呈现出来；另一方面，在编写上力求方便家长的日常学习和操作。书稿编写历时两年，极力达到精致。

王立新

2019 年 3 月 6 日

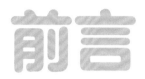

前言

　　小儿推拿是中医传统疗法中的重要组成部分，起于秦汉，兴于明清，它主要是通过手法的施术，刺激患儿体表的穴位或部位，调和气血，疏通经络，调整脏腑功能，进而达到"防病治病"之目的，适用于新生儿至 14 岁的儿童。

　　小儿推拿疗法具有方法简单（容易学习掌握），治疗方便（无需特殊的设备、条件制约），疗效显著（无需打针服药），无毒副作用等特点，对儿童的常见病、多发病都有良好的疗效。它既可以治疗疾病，也可以强身保健，预防疾病；既可以单独使用，也可以与其他疗法联合应用。

　　儿童的身体健康"三分在治、七分在养"，小儿推拿疗法不仅适用于临床治疗，更见长用于儿童的日常保健。为进一步总结小儿推拿疗法在儿童保健领域的优势，促进小儿推拿疗法的普及应用，提高儿童的健康管理水平，我们组织国内相关专家学者编撰了《小儿保健推拿视频书——孩子吃饭香，少生病，长得好》一书。

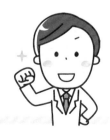

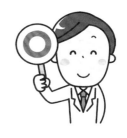

　　本书围绕儿童保健推拿的核心内容，涵盖小儿推拿基础、小儿推拿常用手法、小儿推拿特效穴位和小儿日常保健推拿四大部分，书中的文字简明、图片清晰，并附有穴位定位视频、保健手法操作视频等内容，具有良好的指导性和实用性。使用者通过本书可以准确、迅速地掌握小儿推拿保健要领，有效提升儿童的保健管理水平。此书适合小儿推拿行业医护人员、儿童家长、育婴人员等人群学习使用。

　　在本书的编写过程中，笔者得到了很多国内同行专家，特别是长春中医药大学及附属医院领导同事的大力支持，为本书提出了许多修改意见和建议，使本书得以顺利完成，在此深表感谢。由于水平有限，欠妥和错误之处在所难免，敬请各位同仁及广大读者提出宝贵的意见和建议，以便再版时修改完善。

《小儿保健推拿视频书——孩子吃饭香，少生病，长得好》
编委会
2019 年 3 月 6 日

写在前面的话：
关于"保健"，宝爸宝妈一定要知道的事儿 • 1

上篇 小儿推拿基础篇

在学习小儿推拿前，爸妈应该了解的几件事

一、认识自己的宝宝 • 4

二、不可不知的小儿推拿介质 • 5

　　1. 常用介质 • 5

　　2. 常用介质的制作 • 5

三、宝爸宝妈经常疑惑的小儿保健推拿操作顺序 • 6

四、必须知道的小儿推拿禁忌证 • 7

五、在进行小儿推拿前必须熟记的注意事项 • 8

医生想要对你说的话

一、日常保健推拿简便套路 • 9

二、关于手法 • 10

　　1. 手法的轻重 • 10

　　2. 手法的顺逆 • 10

　　3. 手法的方向 • 10

三、关于穴位 • 11

　　1. 怎样才能找准穴位 • 11

　　2. 每个穴位的操作时间或者操作次数有讲究吗 • 13

四、家长疑惑之你问我答 • 15

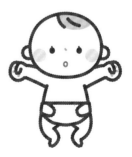

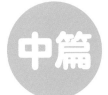 小儿推拿
手法、穴位篇

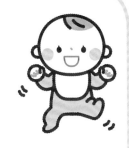

一、小儿推拿常用手法 请扫描书中二维码，观看"**小儿推拿常用手法**"

1. 拇指直推法 • 22
2. 食、中二指直推法 • 22
3. 分推法 • 22
4. 指揉法 • 23
5. 掌揉法 • 23
6. 大鱼际揉法 • 23
7. 掌摩法 • 24
8. 指摩法 • 24
9. 运法 • 24
10. 掐法 • 25
11. 捏法 • 25
12. 捣法 • 25
13. 擦法 • 26
14. 搓法 • 26
15. 按法 • 27
16. 拿法 • 27

二、小儿推拿常用穴位

1. 头面部穴位 28

天门 • 29　　　坎宫 • 29　　　太阳 • 30　　　耳后高骨 • 30

迎香 • 30　　　人中 • 32　　　牙关 • 32　　　囟门 • 32

百会 • 34　　　风池 • 34　　　天柱骨 • 35　　　桥弓 • 36

2. 胸腹部穴位 37

天突 • 38　　　膻中 • 38　　　胁肋 • 40　　　中脘 • 40

腹（腹阴阳）• 40　脐 • 42　　　天枢 • 42　　　丹田 • 43

肚角 • 44

3. 腰背部穴位 45

肩井 • 46　　　大椎 • 46　　　风门 • 46　　　肺俞 • 48

脾俞 • 48　　　胃俞 • 48　　　脊柱 • 50　　　七节骨 • 52

龟尾 • 52　　　八髎 • 52

4. 上肢部穴位

54

脾经 • 55　　　肝经 • 56　　　心经 • 56　　　肺经 • 56

肾经 • 58　　　大肠 • 58　　　小肠 • 58　　　肾顶 • 60

少商 • 60　　　四横纹 • 60　　小横纹 • 62　　掌小横纹 • 62

胃经 • 62　　　板门 • 64　　　内劳宫 • 64　　小天心 • 66

内八卦 • 66　　手阴阳 • 68　　五指节 • 68　　上马 • 69

二扇门 • 70　　外劳宫 • 70　　精宁 • 70　　　合谷 • 72

一窝风 • 72　　内关 • 73　　　膊阳池 • 74　　三关 • 74

六腑 • 75　　　天河水 • 75

5. 下肢部穴位

76

箕门 • 76　　　足三里 • 76　　三阴交 • 77　　涌泉 • 77

百虫 • 78　　　膝眼 • 78　　　前承山 • 78　　解溪 • 80

大敦 • 80　　　丰隆 • 80　　　委中 • 82　　　后承山 • 82

仆参 • 82　　　昆仑 • 84

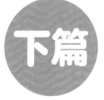 # 下篇 小儿日常保健推拿法

一、强壮身体保健推拿法

请扫描书中二维码，观看"**强壮身体保健推拿法**"

宝宝日常表现 • 86

专家的叮嘱 • 86

保健推拿处方 • 87

随症加减 • 88

操作疗程 • 89

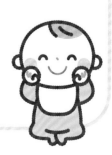

家长日常调护 • 89

二、病后恢复保健推拿法

请扫描书中二维码，观看"病后恢复保健推拿法"

宝宝日常表现 • 90

专家的叮嘱 • 90

保健推拿处方 • 91

呼吸系统疾病恢复期 • 91

随症加减 • 92

消化系统疾病恢复期 • 94

随症加减 • 95

操作疗程 • 96

家长日常调护 • 96

三、易感儿童保健推拿法

请扫描书中二维码，观看"易感儿童保健推拿法"

宝宝日常表现 • 97

专家的叮嘱 • 97

保健推拿处方 • 98

日常保健推拿法 • 98

复感保健推拿法 • 99

随症加减 • 100

操作疗程 • 101

家长日常调护 • 102

四、营养不良儿童保健推拿法

请扫描书中二维码，观看"营养不良儿童保健推拿法"

宝宝日常表现 • 103

专家的叮嘱 • 103

保健推拿处方 • 104

随症加减 • 105

操作疗程 • 106

家长日常调护 • 106

五、低体重儿童保健推拿法

请扫描书中二维码，观看"低体重儿童的保健推拿法"

宝宝日常表现 • 107

专家的叮嘱 • 107

保健推拿处方 • 108

随症加减 • 109

操作疗程 • 110

家长日常调护 • 110

六、动感失调儿童保健推拿法

请扫描书中二维码，观看"动感失调儿童保健推拿法"

宝宝日常表现 • 111

专家的叮嘱 • 111

保健推拿处方 • 112

随症加减 • 113

操作疗程 • 115

家长日常调护 • 116

七、哮喘儿童保健推拿法

请扫描书中二维码，观看"**哮喘儿童保健推拿法**"

宝宝日常表现 • 117

专家的叮嘱 • 117

保健推拿处方 • 118

发作期主穴 • 118

缓解期主穴 • 119

随症加减 • 120

操作疗程 • 121

家长日常调护 • 122

八、鼻炎儿童保健推拿法

请扫描书中二维码，观看"**鼻炎儿童保健推拿法**"

宝宝日常表现 • 123

专家的叮嘱 • 123

保健推拿处方 • 124

随症加减 • 125

操作疗程 • 126

家长日常调护 • 126

九、多汗儿童保健推拿法

请扫描书中二维码，观看"**多汗儿童保健推拿法**"

宝宝日常表现 • 127

专家的叮嘱 • 127

保健推拿处方 • 128

随症加减 • 128

操作疗程 • 130

家长日常调护 • 130

十、厌食儿童保健推拿法

请扫描书中二维码，观看"**厌食儿童保健推拿法**"

宝宝日常表现 • 131

专家的叮嘱 • 131

保健推拿处方 • 132

随症加减 • 133

操作疗程 • 134

家长日常调护 • 134

十一、尿床儿童保健推拿法

请扫描书中二维码，观看"**尿床儿童保健推拿法**"

宝宝日常表现 • 135

专家的叮嘱 • 135

保健推拿处方 • 136

随症加减 • 137

操作疗程 • 138

家长日常调护 • 138

十二、贫血儿童保健推拿法

请扫描书中二维码，观看"**贫血儿童保健推拿法**"

宝宝日常表现 • 139

专家的叮嘱 • 139

保健推拿处方 • 140

随症加减 • 141

操作疗程 • 142

家长日常调护 • 142

十三、夜寐不安儿童保健推拿法

请扫描书中二维码，观看"**夜寐不安儿童保健推拿法**"

宝宝日常表现 • 144

专家的叮嘱 • 144

保健推拿处方 • 145

随症加减 • 145

操作疗程 • 146

家长日常调护 • 146

十四、多动儿童保健推拿法

请扫描书中二维码，观看"**多动儿童保健推拿法**"

宝宝日常表现 • 147

专家的叮嘱 • 147

保健推拿处方 • 148

随症加减 • 149

操作疗程 • 150

家长日常调护 • 151

十五、长期低热儿童保健推拿法

请扫描书中二维码，观看"**长期低热儿童保健推拿法**"

宝宝日常表现 • 152

专家的叮嘱 • 152

保健推拿处方 • 153

随症加减 • 153

操作疗程 • 154

家长日常调护 • 154

十六、新生儿呕吐保健推拿法

请扫描书中二维码，观看"**新生儿呕吐保健推拿法**"

宝宝日常表现 • 155

专家的叮嘱 • 155

保健推拿处方 • 156

随症加减 • 156

操作疗程 • 157

家长日常调护 • 158

十七、近视儿童保健推拿法

请扫描书中二维码，观看"**近视儿童保健推拿法**"

宝宝日常表现 • 159

专家的叮嘱 • 159

保健推拿处方 • 160

随症加减 • 160

操作疗程 • 161

家长日常调护 • 162

十八、长期腹泻儿童保健推拿法

请扫描书中二维码，观看"**长期腹泻儿童保健推拿法**"

宝宝日常表现 • 163

专家的叮嘱 • 163

保健推拿处方 • 164

随症加减 • 165

操作疗程 • 166

家长日常调护 • 167

十九、缺钙儿童保健推拿法

请扫描书中二维码，观看"**缺钙儿童保健推拿法**"

宝宝日常表现 • 168

专家的叮嘱 • 168

保健推拿处方 • 169

随症加减 • 170

操作疗程 • 170

家长日常调护 • 171

二十、长期便秘儿童保健推拿法

请扫描书中二维码，观看"**长期便秘儿童保健推拿法**"

宝宝日常表现 • 172

专家的叮嘱 • 172

保健推拿处方 • 173

随症加减 • 174

操作疗程 • 174

家长日常调护 • 175

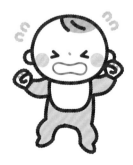

写在前面的话：

关于"保健"，宝爸宝妈一定要知道的事儿

说到"保健"这个词儿，大家可能第一反应是小孩也需要保健吗？

答案是肯定的。

每个孩子的体质不同，家庭的喂养及生活方式各异，因此生病时的表现及患病的倾向性也不一样。有的小孩总是出现呼吸系统的问题，如天气一有变化，就发烧、咳嗽、流鼻涕或者嗓子里总有痰；有的小孩总是出现消化系统的问题，如不爱吃饭、便秘或者吃得多却消瘦；有的小孩手脚心特别热，总爱淌汗，弄得衣服总是湿湿的；有的小孩睡觉不好，晚上总是哭闹；有的小孩总是情绪不好，容易哭闹等。这其中很多的症状，可能即使去了医院，做了检查，吃了药，挂了点滴，也依然缓解不了。其实，很多问题只要父母细心，了解孩子的体质，日常使用小儿推拿保健手法并配合生活调理，孩子就会不仅吃饭香、少生病，还能长得好、情绪好。

保健推拿不同于疾病推拿，疾病推拿针对的是有明显的各种症状出现，且表现轻重缓急都不一样，这种情

况下我们需要去医院就诊。**保健推拿则针对的是没有特别明显、突出的一系列症状，仅是表现为某个症状比较突出没有达到需要就诊的程度，但是需要一个长期的过程进行调整**，比如偏瘦、爱出汗、容易感冒、有哮喘病史等。

应用保健推拿法即是泻有余、补不足，调整各脏腑功能，从而平衡阴阳，使其不易患病。比如：目前易患感冒的孩子特别多，1个月感冒1次，常常一次感冒刚好，没几天就因为凉着了、吃坏了或者交叉感染等又感冒了。尤其是刚上幼儿园的小朋友，这些问题是最困扰家长的，只要按照本书的方法连续在家保健一段时间，或者去医院保健推拿都可以明显提高宝宝的抵抗力和免疫力，家长可以明显地发现孩子不容易感冒了，即使感冒，症状也会很轻，可以自己扛过去。

这本书里我们总结了临床上孩子容易出现的健康问题，并针对性地提出了应对常见健康问题的小儿推拿保健法。家长可以参照书中内容对孩子进行保健推拿及养护，使孩子达到阴阳平和的状态，减少孩子得病的几率和次数。

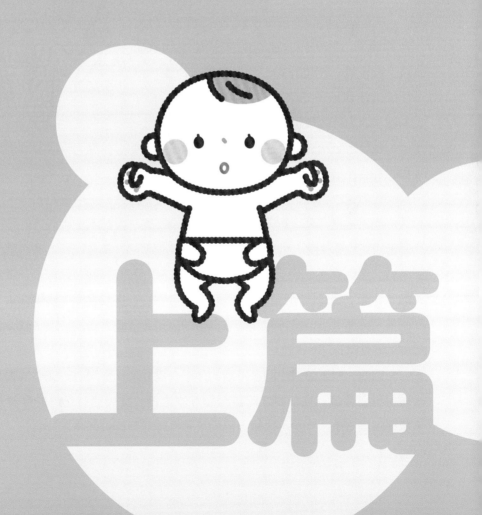

小儿推拿
基础篇

上篇

在学习小儿推拿前，
爸妈应该了解的几件事

一、认识自己的宝宝

有的孩子吃得少或者不爱吃，有的孩子总容易腹泻、肚子疼，还有的孩子动不动就发烧、嗓子痛。爸爸妈妈们常会觉得很奇怪，自己已经很注意孩子的饮食，并会根据天气给孩子增减衣服了，为什么孩子还是问题不断呢？

每个宝宝从父母那儿遗传的信息是不一样的，生活习惯以及周围环境的差异，都会使孩子的身体有不一样的表现。

很多家长会说，我家孩子就这样，难道就没有办法解决吗？

当然不是，举个例子，一些孩子特别能吃，但却不像别人家的孩子能吃能喝能玩儿也不生病，他们是吃一段时间就闹毛病，要么便秘，要么腹泻，要么感冒，要么扁桃体发炎……这类孩子往往是因为"胃强脾弱"，"胃强"所以想吃，而"脾弱"则导致吃一段时间就会积食，接着各种毛病就都来了，这样的孩子只要适当地进行保健推拿，帮助孩子健运脾胃功能，孩子就不会产生这样的恶性循环了。

因此，对于总是小问题不断的孩子，需要家长更耐心、细心地喂养，同时做好推拿保健。在 3 岁之前甚至是 5 岁之前，父母拥有正确的保健意识以及掌握保健方法，完全可以给自己的孩子身体健康提供保障。

二、不可不知的小儿推拿的介质

介质是小儿推拿操作时常用到的物质，它可以起到滑润皮肤以及增强手法治疗效果的作用。

1. 常用介质

常用介质包括：食用土豆淀粉、食用玉米淀粉、葱姜水、薄荷水、抚触油、橄榄油以及某些专用介质（如退热介质、止咳介质、治泻介质）等。

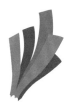

2. 常用介质的制作

（1）葱姜水

取大葱一棵（只用葱白，约10克），用手撕成数条，鲜姜一块（约10克），切成片，加水200毫升一同放入锅中烧煮，水开即可，晾凉备用，**常用于治疗风寒外感**。

（2）薄荷水

取鲜薄荷叶20余片，或薄荷饮片5克，加水200毫升一同放入锅中烧煮，水开即可，晾凉备用，**常用于退热及风热感冒**。

（3）食用土豆淀粉、食用玉米淀粉、抚触油、橄榄油

这几类介质商店有售，主要起到润滑皮肤的作用，因为有的小孩儿会对粉类过敏，有的会对油类过敏，因此需根据情况酌情选择。

三、宝爸宝妈经常疑惑的小儿保健推拿操作顺序

推拿操作时的哪些穴位先做，哪些穴位后做，没有固定的模式，**以宝宝配合为前提**，可以参考以下几种顺序进行。

1 先上肢部穴位 → 后头面部穴位 → 后躯干部穴位 → 最后下肢部穴位

小贴士 这种顺序的特点是容易记忆，不至于遗漏应该操作的穴位。

2 先刺激量小的穴位 → 后刺激量大的穴位

小贴士 这种顺序的特点是小儿容易接受，依从性较好。

3 先主穴 → 后配穴

小贴士 这种顺序的特点是重点穴位突出。

除特殊需要外一般选择上述三种顺序哪一种都可以。

专家的话

在实施推拿的过程中，一般对**上肢部穴位取单侧即可**。因为大部分人为右利手，习惯上只取小儿左侧，施术者以左手握小儿左手，右手操作进行推拿。当然也可以只取右侧，不取左侧。其他部位的穴位，如**头部、胸部以及腹部的穴位往往取双侧**。

四、必须知道的小儿推拿禁忌证

应用小儿保健推拿时，如出现以下情况应加以注意。

1. 某些急性传染病，如猩红热、水痘、肝炎、肺结核等。

2. 各种恶性肿瘤的局部。

3. 出血性疾病及正在出血和内出血的部位。

4. 骨与关节结核和化脓性关节炎。

5. 烧、烫伤和皮肤破损的局部。

6. 各种皮肤病患处。

7. 骨折早期和截瘫初期。

8. 极度虚弱的危重病患儿和严重的心脏、肝、肾疾病。

9. 诊断不明，不知其治疗原则的疾病。

有些书籍所记载的关于患有传染病或 6 个月以内的小儿不能推拿等，是缺乏严谨科学依据的，建议不予采信。

五、在进行小儿推拿前必须熟记的注意事项

1. 施术者应修剪指甲，长短适度，以免操作时损伤宝宝皮肤。

2. 施术者应保持两手清洁，并使双手温度适当，尤其是在寒冷的季节，**施术者的双手要保持一定的温度才可以为宝宝推拿**。否则很可能引起宝宝的不适，进而使其拒绝接受推拿。

3. 施术者要耐心、细心操作，操作手法应严格按照要求完成。**所操作的穴位一定要定位准确，一定要严格按照手法的要求在穴位上细致操作**，不能应付了事，否则都会影响保健推拿的效果。

4. 推拿时室内要保持适当的温度，不可过凉或过热，空气要新鲜。

5. 推拿时要尽量保持宝宝安静，在利于手法操作的前提下应让宝宝体位尽可能舒适。

医生想要对你说的话

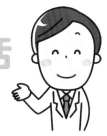

一、日常保健推拿简便套路

对于饮食、睡眠、二便均正常，想要在家作为孩子日常保健的。家长可以每天给孩子做以下手法套路，这样可以促进消化吸收。

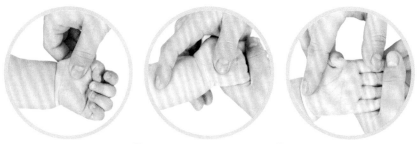

揉板门 2~3 分钟 ➡ 运内八卦 2~3 分钟 ➡ 推四横纹 1 分钟

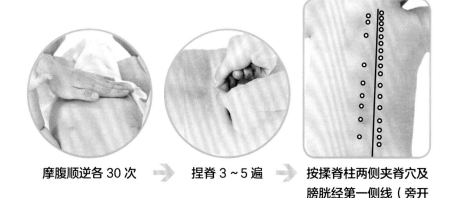

摩腹顺逆各 30 次 ➡ 捏脊 3~5 遍 ➡ 按揉脊柱两侧夹脊穴及膀胱经第一侧线（旁开 1.5 寸）的背俞穴

二、关于手法

1. 手法的**轻重**

总的原则是年龄小手法轻，年龄大手法重。

以最轻的力量，甚至仅如悬吊一颗鸡蛋的力度在体表运行，这样的力度适合 6 个月以内的婴儿；随着年龄的增大，手法宜适当加重。同年龄的小朋友依据胖瘦、体质情况不一样，力度大小应有相应的改变，瘦弱者稍微轻一些，胖实者适当地加重一些。

从补泻方面讲，手法轻则为补，手法重则为泻。

2. 手法的**顺逆**

很多家长会问，我揉的时候，应该顺时针还是逆时针啊？

其实揉法无所谓顺逆时针，即揉法在操作时顺逆操作均可。而摩法和运法有顺逆时针之别，如顺运内八卦有宽胸理气，止咳、平喘，健运脾胃等作用，而逆运八卦有降逆止呕之功效，因此呕吐时则一般采用逆运内八卦。对于摩法的顺逆时针之别，各家各持己见，因此家长在日常保健时，顺逆时针均做即可，在此不详细解释。

3. 手法的**方向**

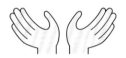

手上及五脏六腑的穴位均有方向性，比如五经穴脾肝心肺肾均是向心推为补，离心推为泄。

很多家长会问，我怎么样做就是感觉做好了，做到位了呢？

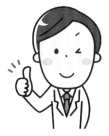

每个穴位，手法成功小秘籍

中医穴位讲得气，小儿穴位也有得气与否一说吗？自己不好判断呢。

其实在施术的过程中，有一些小孩的面色随着推拿会有明显地改善，有一些症状会有所缓解，这都说明做到位了。如果一点效果也没有，那很可能是家长的操作有问题，应该向医生咨询、学习，并适当地进行改进。

三、关于穴位

1. 怎样才能**找准穴位**

小儿推拿的穴位定位在小儿推拿治疗过程中具有重要的意义，**定位的准确与否往往直接影响治疗效果。**那么怎样才能既简单快捷，又准确无差错地找到穴位呢？其实很简单，只要掌握以下几种方法，穴位就能比较容易地找到了。

（1）特殊体表标志定位法

首先找到应该明确的体表标志，常用的像五官、毛发、爪甲、乳头以及骨节**凸起和凹陷**，关节、肌肉、皮肤，随活动而出现的**孔隙、凹陷、皮纹**等，然后再去定位穴位。

❖ 头部体表标志

囟门穴：就是位于小儿的前头囟部位。掌握了小儿前头囟的所在部位，自然囟门穴也就找到了。

❖ 前胸体表标志

天突穴：位于胸骨柄上窝凹陷处。

膻中穴：两乳头连线的中点。膻中穴到前正中线的横向距离为 4 寸（成人推拿概念中的 4 寸，小孩儿同比例缩小，但也称为 4 寸）。

脐穴：即肚脐。而从肚脐到耻骨联合上缘（从肚脐向下摸到硬的有骨头的地方）的距离为 5 寸（成人推拿概念中的 5 寸，小孩儿同比例缩小，但也称为 5 寸）。

❖ 后背体表标志

肩胛骨内上角：平第三胸椎，肩胛骨内侧缘到脊柱的横向距离为 3 寸（成人推拿概念中的 3 寸，小孩儿同比例缩小，但也称为 3 寸）。

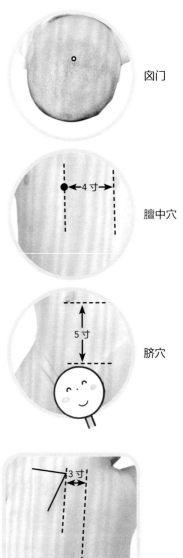

囟门

膻中穴

脐穴

（2）同身寸法

同身寸法是用手指比量取穴的方法，又称"指寸法"，适用于四肢部穴位。

操作方法  以被施术者中指屈曲时，中节内侧两端纹头之间作为 1 寸，以拇指指关节的横度作为 1 寸；将食、中、无名、小指相并，以中指第二节为准，量取四指之横度作为 3 寸。

（3）简便取穴法

通常是应用一些特定的手势寻找穴位，或通过体表连线交点取穴。

例如，两手虎口自然平直交叉，在食指端到达处为列缺穴；垂肩屈肘取章门；两耳角直上连线中点取百会。均指用患儿的手。

> **专家的话**
>
> 同身寸法其实是成人取穴的方法，所谓的 1 寸、3 寸实际上是针对成人的长度，考虑到大家接触的成人穴位比较多，同时也为了与成人穴位相对应，因此是相应缩小版的 1 寸和 3 寸，实际度量的话不够 1 寸、3 寸长。

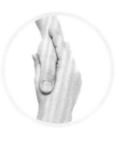
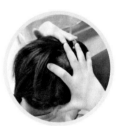

2. 每个穴位的操作时间或者操作次数有讲究吗

穴位的操作时间或操作次数是指在一个穴位上运用手法操作时间的长短或次数的多少。

不同情况下，在同一个穴位上运用手法时操作时间或次数是不可能完全一样的，而应该根据不同的病情适当地加以变化。其变化主要根据以下几种因素决定：

（1）宝宝的年龄

一般书籍里记载的操作时间或操作次数，是指 6 月龄至 1 周岁年龄段宝宝的常用数量，而患者年龄较大时，操作的时间或操作次数也应相应增加，反之相应减少。在本书中关于操作时间和次数问题，也是以此年龄段为基本操作标准。即 1 岁以内患儿主穴操作时间 1～2 分钟，非主穴操作 30 秒到 1 分钟，1～3 岁幼儿主穴操作时间 3 分钟左右，5 岁以上 5 分钟左右。此外，如果所选穴位比较少，都应相应地延长时间，整个治疗时间 10～30 分钟。

（2）宝宝病情的轻重

患儿病情较重时，推拿操作的时间或次数应相应增加；病情较轻时，操作时间或次数应酌情减少。

（3）手法刺激量的大小

在一个穴位上运用手法刺激强度较大时，操作时间就相应较短；刺激强度较小时，则相应较长。

（4）是否作为主穴应用

当某个穴位针对疾病的主要症状起主要治疗作用时，推拿操作的时间常相应延长，作为配穴应用时，操作时间酌情减少。

专家的话

本书中所记载的每一个穴位的操作次数，都是以 1 岁左右宝宝为标准的操作次数，对年龄偏大的儿童其操作的具体次数也应该相应地增加。

为什么跟着书本学做小儿推拿，有的时候没有效果呢？是手法不对，还是辨证不对呢？

专家答 → 书本上的操作方法均是经过临床验证的经验的总结，没有效果多半是没有认真理解操作时的基本要求，手法操作不正确，或时间和力度不合理。想要解决这一问题，一定要认真读懂书籍前面的基础内容部分，并结合后面的病症治疗（或保健）部分，熟练掌握，灵活运用。

想给宝宝做推拿，可是她总是不配合，我该怎么办呢？

专家答 → 可以采用以下方法：①采用哄的方法，即给孩子提供一些他所喜欢的玩具、食品、影视图像等，吸引孩子的注意力，同时进行推拿；②可以将要应用的穴位处方分开来做，孩子配合时做几个，不配合时可以先暂停，待孩子再配合时继续治疗；③入睡后操作。

所谓的"小病痛一捏就好"，在大夫的眼中什么是"小病痛"呢？像发烧、咳嗽、便秘，对于家长来说都挺让人心焦的。

专家答→ "小病痛"通常是指患儿表现得比较轻微的病症。家长可以在孩子患病初期自行推拿，效果很好，如若病情有加重，应及时就医。

小儿推拿是否也讲究手法。同一个穴位，不同流派采用的方向和方法都不一样，作为菜鸟爸妈，又深度迷信小儿推拿的疗效，我该信谁的？

专家答→ 如果是看书自己学习，建议购买国内真正从事小儿推拿的知名专家编著的书，并按照书籍中所采用的学术观点依法操作即可。

大病、慢病小儿推拿可以助力宝宝恢复健康吗？

专家答→ 小儿推拿对于此类病症的恢复期一般疗效比较好，其最大的优势在于他可以调整患者自身的功能来改善疾病状况，帮助患儿恢复健康。

是不是宝宝生病的话，做小儿推拿时她的不适感就会特别强？如果不配合治疗，我该怎么办？

专家答 →　宝宝的不适感往往与疾病有关，在患病的情况下，小儿多数都会产生不舒服的感觉。小儿推拿在操作正确的前提下，多数是很舒服没有痛苦的。若小儿不配合，家长可以逗逗患儿，分散注意力。

小儿推拿是否要求频率？力度？一天几次？一般在什么时间段做推拿？饭前饭后？睡前睡后？每天做推拿的时间都必须在同一时间段吗？

专家答 →　小儿推拿所要求的频率、力度，具体操作书上都会有明确的介绍，按书操作即可。除特殊情况，建议每天操作 1 次。如病情比较重时可以每天做 2～3 次，如病情较轻或只做保健所用也可以 2～3 天做 1 次。在饭前、饭后各隔半个小时或睡前、睡后做均可。每天做小儿推拿可不在同一时间段。

给宝宝做推拿，手法轻点有效吗？我怕没效，手法力度不由自主地就会加上去，这样会对宝宝有影响吗？

专家答 → 严格地说，手法操作在不同疾病的情况下，是有具体要求的。但家长自己在给孩子做推拿时，若手法的轻重不合理，会有一些影响效果，但影响不大。一般小儿推拿要求手法操作的力度应尽量以孩子能适应为宜。

宝宝干瘦、舌红、大便干，都说这是先天体质问题，如果坚持做小儿推拿能够让宝宝体质改变吗？

专家答 → 这种情况并非先天体质问题，通常是后天调养不当造成的。小儿推拿具有平衡阴阳、调整脏腑、补虚泄实的作用，坚持推拿会明显改善症状，但也应该加强护理、合理喂养，这样才可以促使孩子彻底恢复正常。

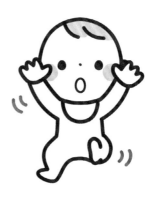

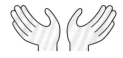

如何判断手法量是否足够？

专家答 → 一般原则，只要在遵循书中所规定手法量的基础上，采用孩子年龄稍大些，操作时间就相对长些、力度大些、次数多些；反之，孩子年龄较小则时间短些、力度小些、次数少些即可。

对于调节宝宝某些系统的问题，比如消化系统或呼吸系统，能否用单穴呢？穴位太多了，记不住呀。

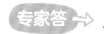 → 一般情况下，单穴操作效果会较配穴稍差些。多采用一些穴位可以在一定程度上提高疗效，如果感觉穴位数量较多怕记不住，可以把书放在旁边，对照书进行操作。

为宝宝推拿时，是需要双手同时做，还是只做单手即可，需要分男左女右吗？

专家答 → 做单手即可，一般做左手，男女不分左右。

多大的宝宝做推拿的效果最好？

 一般建议在孩童 6 岁以内接受小儿推拿。年龄越小效果越好，但对一部分病症也可以用于年龄较大的儿童，甚至成年人。

如果单纯从调节宝宝身体上说，有没有简单易行的一两个穴位或手法，只要每天坚持做，就能让宝宝吃饭香、睡得好、少生病？

 有，比如捏脊就有这样的作用。一般只要坚持给宝宝做捏脊，就可以明显的提高其自身机体免疫力，强壮身体，不容易得病。

小儿推拿作为保健手法，可以每天都给孩子做吗？

 可以每天做，也可以根据患儿的具体病情采用几天 1 次，或做几次停几天然后重复的方法。

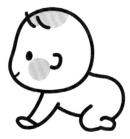

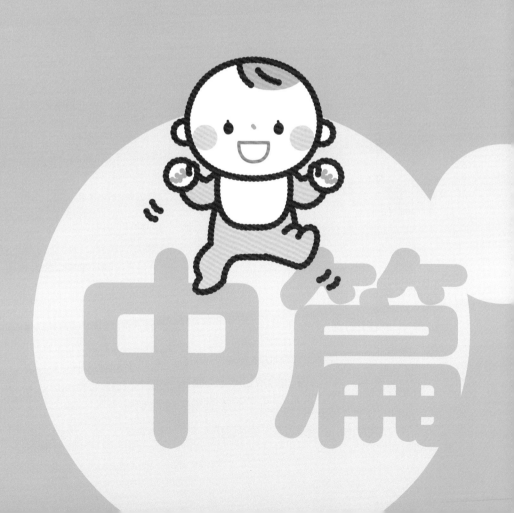

小儿推拿
手法、穴位篇

中篇

一、小儿推拿常用手法

请扫描书中二维码，
观看"小儿推拿常用手法"

1. 拇指直推法

操作方法 ➲ 术者用拇指桡侧缘或指面贴在穴位上，做由一点到另一点的单方向直线移动。本法适用于较短的线性穴位，如推脾经、开天门。

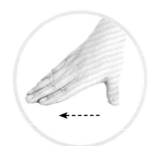

拇指直推法

2. 食、中二指直推法

操作方法 ➲ 术者用食中二指指面贴在穴位上，做由一点到另一点的单方向直线移动。本法适用于较长的线性穴位，如天河水。

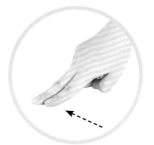

食中二指直推法

3. 分推法

操作方法 ➲ 术者用双拇指桡侧缘或指面或食、中二指指面贴在穴位上做由穴位中央向两侧的分向推动。本法适用于线性阴阳穴位，如推坎宫、分手阴阳。

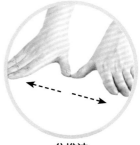

分推法

4. 指揉法

操作方法 ➲ 术者用拇指或中指指端，或掌根或大鱼际吸定于穴位上，以腕关节回旋活动，或以腕关节和掌指关节屈伸旋转为主，带动前臂做顺时针或逆时针方向旋转活动。本法适用于点状穴位，如揉太阳穴。

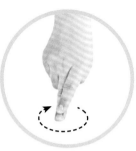

指揉法

5. 掌揉法

操作方法 ➲ 术者用掌根吸定于穴位上，通过腕关节回旋活动，带动前臂做顺时针或逆时针方向旋转活动。本法适用于面状穴位，如揉丹田穴。

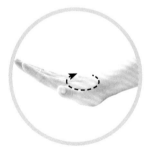

掌揉法

6. 大鱼际揉法

操作方法 ➲ 术者用大鱼际吸定于穴位上，以腕关节回旋活动，带动前臂做顺时针或逆时针方向旋转活动。本法适用于点状或面状穴位，如揉中脘、揉丹田。

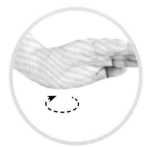

大鱼际揉法

7. 掌摩法

操作方法 ⤵ 术者用掌心或全掌贴在穴位上，以腕关节屈伸旋转动作带动前臂做顺时针或逆时针方向的环旋抚摩动作。本法适用于面状穴位，如摩囟门、摩腹。

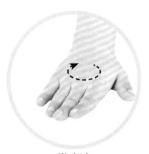

掌摩法

8. 指摩法

操作方法 ⤵ 术者将食、中、无名指及小指指面并拢后用指面贴在穴位上，以腕关节屈伸旋转动作带动前臂做顺时针或逆时针方向的环旋抚摩动作。本法适用于小面积的面状穴位，如摩上腹、摩中腹、摩下腹。

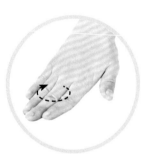

指摩法

9. 运法

操作方法 ⤵ 术者用拇指指面贴在穴位上做由此往彼的环行或弧形摩擦移动。本法适用于环形穴位，如运内八卦穴。

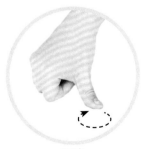

运法

10. 掐法

操作方法 ⤳ 术者用拇指指甲做垂直方向的用力刺激穴位。本法适用于点状穴位，需要强刺激的穴位，如掐人中、掐少商。

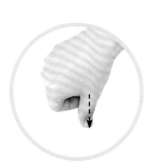

掐法

11. 捏法

操作方法 ⤳ （1）术者双手食指屈曲，用食指桡侧缘顶住皮肤，拇指前按，二指同时用力提拿皮肤，双手交替捻动向前。
（2）术者用双手拇指桡侧缘顶住皮肤，食、中二指前按，三指用力捏拿皮肤，双手交替捻动向前。本法常用于脊柱穴。

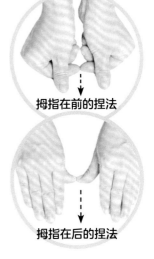

拇指在前的捏法

拇指在后的捏法

12. 捣法

操作方法 ⤳ 术者用中指中节做有节律的叩击穴位。本法一般用于捣小天心穴。

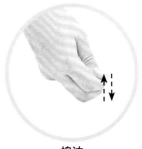

捣法

13. 擦法

操作方法 ➲ 术者用手掌面、大鱼际或小鱼际部分，着力于一定部位上，进行直线来回摩擦。本法主要起温热作用，如擦八髎穴、擦风门、擦肺俞。

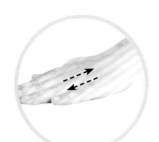

全掌擦

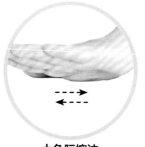

大鱼际擦法

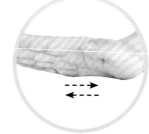

小鱼际擦法

14. 搓法

操作方法 ➲ 术者用双手掌面夹住一定部位，相对用力快速揉搓并同时做上下往返移动。

注意 ➲ 搓动时双手用力要对称，搓动要快移动要慢。搓法一般作用于四肢，或者胁肋部。

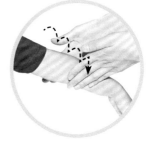

搓法

15. 按法

操作方法 ⤵ 施术者用拇指端或指腹逐渐用力按压穴位。本法适用于点状穴位，如脾俞穴。

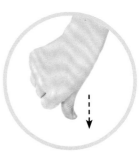

拇指指按法

16. 拿法

操作方法 ⤵ 术者用大拇指和食中两指；或用大拇指和其余四指对称用力提起一定部位或穴位，进行拿捏动作。一般用于拿肩井、风池等点状穴或四肢肌肉处。

注意 ⤵ 用力要由轻到重。

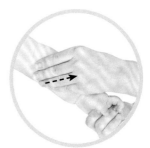

拿法

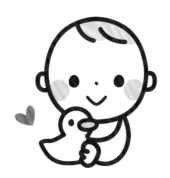

二、小儿推拿常用穴位

1. 头面部穴位

头面部常用穴位

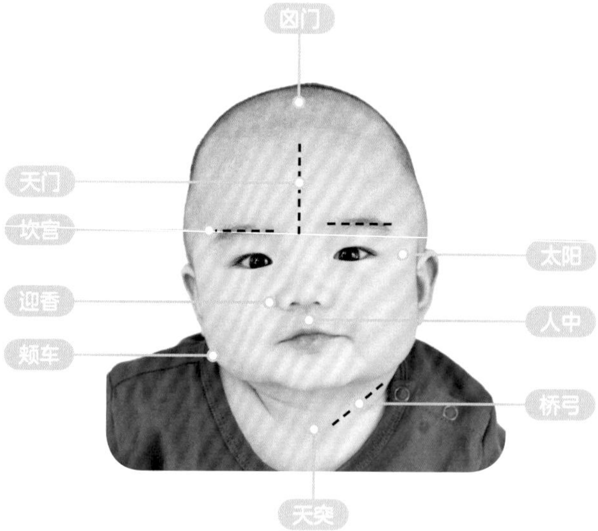

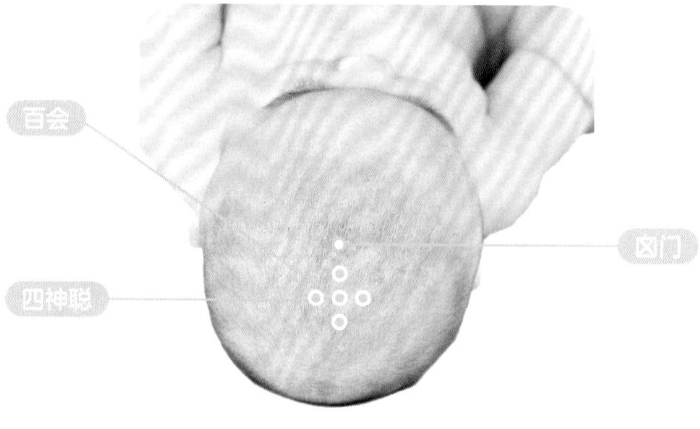

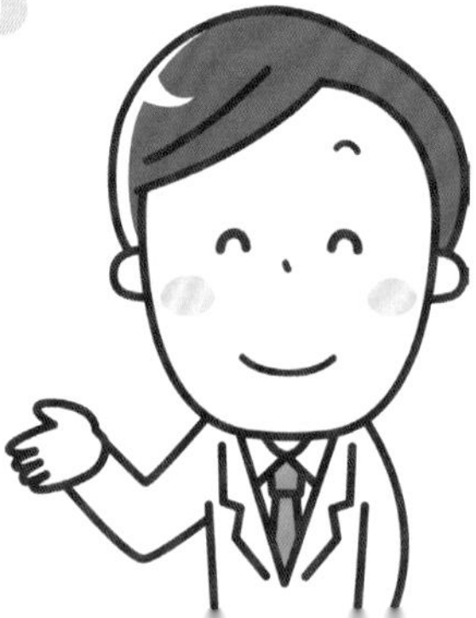

囟门

天门
坎宫
迎香
颊车

太阳
人中
桥弓

天突

百会
四神聪
囟门

❖ 天门

定位 ➲ 两眉之间向上至前发际成一直线。

操作方法及次数 ➲ 用两拇指交替由印堂向上直推至前发际，称开天门。推50～100次。

适应证 ➲ 外感表证，发热、恶寒、无汗、头痛、夜啼、惊惕不安、烦躁不宁、惊风、屈光不正、羞明畏光、迎风流泪、目赤疼痛、眼睑下垂等病症。

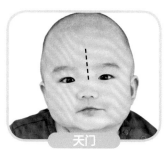

天门

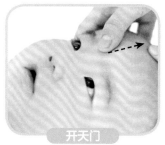

开天门

❖ 坎宫

定位 ➲ 由眉头沿眉至眉梢成一横线。

操作方法及次数 ➲ 用两拇指由眉头沿眉向眉梢做分推，称推坎宫。推50～100次。

适应证 ➲ 外感表证、发热、恶寒、头痛、夜啼、惊风、屈光不正、眼睑下垂、目赤痛、近视、弱视、斜视等病症。

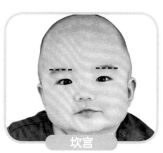

坎宫

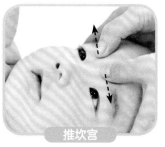

推坎宫

❖ 太阳

定位 ➲ 眉外梢与目外眦连线中点向后一横指。

操作方法及次数 ➲ 用两手拇指指端或螺纹面在穴位处揉，称揉太阳。揉 50～100 次。用两拇指在穴位上由前向后做直推，称推太阳。推 50～100 次。

适应证 ➲ 外感表证，感冒、发热、恶寒、无汗、头痛、头晕、屈光不正、口眼歪斜、弱视、斜视、目赤、迎风流泪等病症。

❖ 耳后高骨

定位 ➲ 耳后高骨下方凹陷处。

操作方法及次数 ➲ 用两手中指端着力在穴位处揉，称揉耳后高骨。揉 50～100 次。

适应证 ➲ 外感表证，感冒、发热、头痛、惊风、神昏、惊啼、烦躁不安等病症。

❖ 迎香

定位 ➲ 鼻翼两侧旁开 0.5 寸，左右各一。

操作方法及次数 ➲ 用双手拇指的指端按在患儿鼻翼旁两穴处揉动，称揉迎香。揉 30～50 次。

适应证 ➲ 感冒、鼻塞、流涕、慢性鼻炎、口眼歪斜等病症。

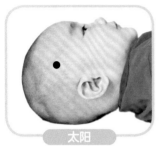

太阳

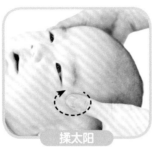

揉太阳

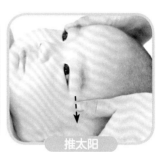

推太阳

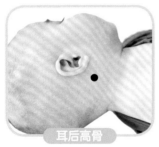

耳后高骨

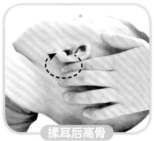

揉耳后高骨

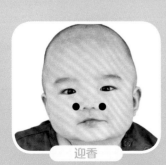

迎香

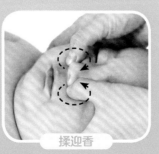

揉迎香

定位 ⤵ 鼻唇沟中上 1/3 交界处。

操作方法及次数 ⤵ 术者拇指伸直，用拇指指甲着力，逐渐用力掐之。掐 5～10 次或醒后即止。

适应证 ⤵ 神昏、谵语、窒息、惊厥、惊风、抽搐、癫痫发作、角弓反张、遗尿、面瘫等病症。

❖ 牙关

定位 ⤵ 咬肌隆起处。

操作方法及次数 ⤵ 用两手中指端着力在穴位处按揉，称按揉牙关。揉按 30～50 次。

适应证 ⤵ 牙关紧闭、牙痛、口眼歪斜、流口水、面瘫、面部疼痛等病症。

❖ 囟门

定位 ⤵ 前发际正中直上 2 寸百会前骨陷中，即小儿的前头囟。

操作方法及次数 ⤵ 用一手拇指或四指指端着力在穴位处按揉，称揉囟门；用掌心摩，称摩囟门；用两拇指由前向后做直推，称推囟门。各 50～100 次。揉囟门和推囟门仅限于囟门已经闭合的宝宝可以操作。

适应证 ⤵ 惊风、抽搐、夜惊、鼻塞不通、鼻出血、头痛、神昏烦躁等病症。

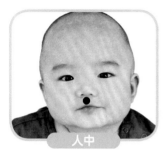

人中

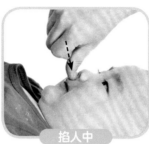

掐人中

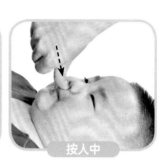

按人中

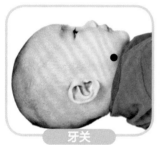

牙关

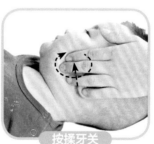

按揉牙关

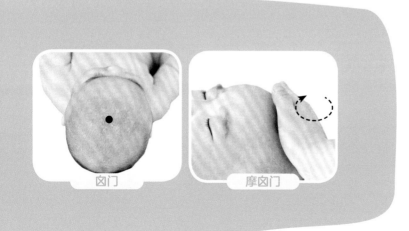

囟门

摩囟门

❖ **百会**

定位 ➲ 前后正中线和两耳尖连线交点处。

操作方法及次数 ➲ 用一手指端着力按揉穴位，称揉百会。揉 50～100 次。

适应证 ➲ 惊风、目眩、脱肛、遗尿、夜惊、头痛、智力低下、小颅、脑积水、脑瘫、癫痫等病症。

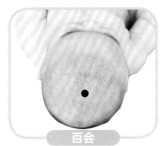
百会

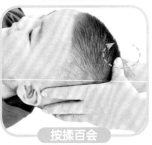
按揉百会

❖ **风池**

定位 ➲ 后头部，乳突向后 1.5 寸。

操作方法及次数 ➲ 用一手拇指及食中二指分别着力穴位上，相对用力提拿或按揉，称拿风池或揉风池。提拿 10～30 次，揉 30～50 次。

适应证 ➲ 感冒、头痛、发热、目眩、颈项强痛等病症。

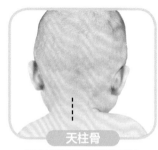

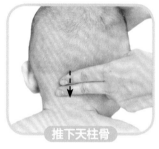

❖ 天柱骨

定位 ➲ 颈后发际正中向下至大椎穴成一直线。

操作方法及次数 ➲ 术者用一手拇指桡侧或食指、中指螺纹面，自后发际向下直推至大椎，称推下天柱骨。推 100～300 次。或利用汤匙等器具，蘸润滑液，在患儿的穴位处做由上向下刮，刮至皮下轻度瘀血即可，称刮天柱骨。

适应证 ➲ 恶心、呕吐、发热、项强、咽喉肿痛、发热等病症。

天柱骨

推下天柱骨

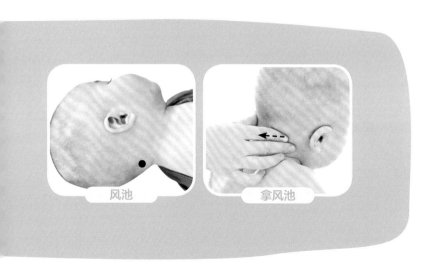

风池

拿风池

❖ 桥弓

定位 ➲ 在颈部两侧，沿胸锁乳突肌成一直线。

操作方法及次数 ➲ 充分暴露病侧胸锁乳突肌，用另一手拇、食两指着力于胸锁乳突肌两侧缘，相对用力做揉、抹、拿，称揉桥弓、抹桥弓、拿桥弓。揉桥弓 10～20 分钟，抹桥弓 30～50 次，拿桥弓 15～20 次。

适应证 ➲ 小儿肌性斜颈、落枕、高血压等病症。

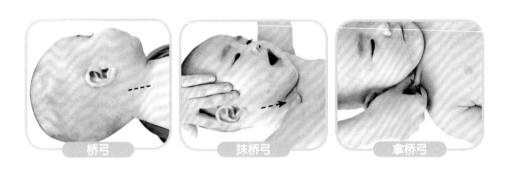

| 桥弓 | 抹桥弓 | 拿桥弓 |

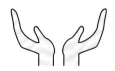

2. 胸腹部穴位

胸腹部常用穴位

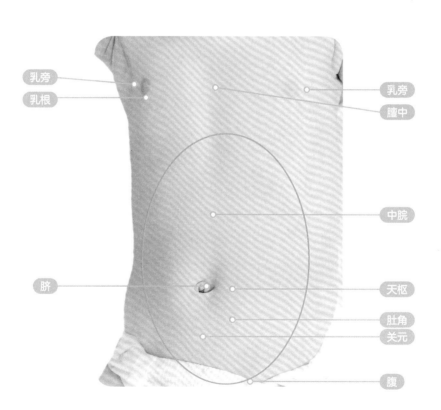

乳旁
乳根
乳旁
膻中
中脘
脐
天枢
肚角
关元
腹

❖ 天突

定位 ➲ 胸骨柄上方凹陷处。

操作方法及次数 ➲ 术者一手扶住患者以固定，用另一手拇指指端左右环转揉动，称揉天突。揉 30～50 次；术者用两手拇指、食指捏住局部的皮肤，相对用力向中央对称挤捏，使局部皮肤变成紫红色或紫黑色，称挤捏天突。

适应证 ➲ 咳嗽、喘促、痰喘、干咳、痰壅气急、恶心、呕吐、食滞胃脘、误食毒物等病症。

❖ 膻中

定位 ➲ 胸骨正中，两乳头连线中点。

操作方法及次数 ➲ 术者用一手中指或食中二指指端揉，称揉膻中。揉 30～50 次。用手掌侧或小鱼际沿患者身体横轴或纵轴方向做较快速的直线来回摩擦并擦至局部发热，称擦膻中；用两拇指自膻中穴向两侧分推，称分推膻中。分推 50～100 次。

适应证 ➲ 咳嗽、痰鸣、痰吐不利、哮喘、气促、胸闷、呃逆、呕吐等病症。

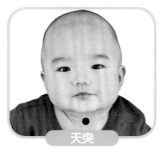

天突

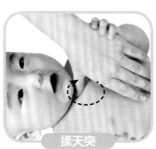

揉天突

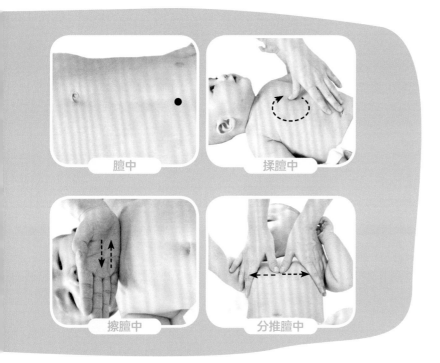

膻中

揉膻中

擦膻中

分推膻中

❖ 胁肋

定位 ⮕ 两腋下至天枢穴处。

操作方法及次数 ⮕ 术者用两手掌从患儿两腋下沿胁肋，搓摩到天枢穴处，称搓摩胁肋，又称按弦走搓摩。搓摩 50～100 次。

适应证 ⮕ 痰鸣、咳喘、痰壅、胸闷、腹胀、胁痛、疳积、食积、气逆肝脾肿大等病症。

❖ 中脘

定位 ⮕ 前正中线脐上 4 寸。

操作方法及次数 ⮕ 术者用一手中指指端或大鱼际揉，称揉中脘。揉 30～50 次。

适应证 ⮕ 腹泻、腹痛、厌食、食欲缺乏、呕吐、腹胀、嗳气、呕恶、疳积等病症。

❖ 腹（腹阴阳）

定位 ⮕ 整个腹部。

操作方法及次数 ⮕ 术者用手掌面在腹部体表做顺时针或逆时针方向环旋抚摩，称摩腹，摩 100～300 次；术者用两手掌面，自腹部正中线向两侧做分向推动，称分腹阴阳。推 50～100 次。

适应证 ⮕ 腹泻、腹痛、恶心、厌食、呕吐、腹胀、疳积、便秘、消化功能紊乱等病症。

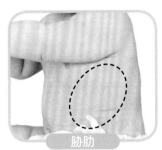

胁肋

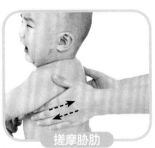

搓摩胁肋

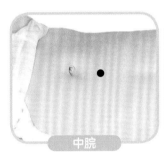

中脘

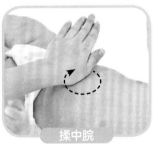

揉中脘

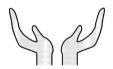

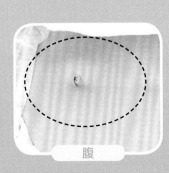

腹

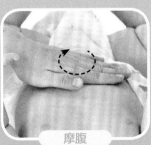

摩腹

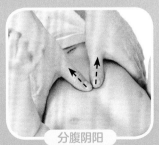

分腹阴阳

脐

定位 ➲ 肚脐。

操作方法及次数 ➲ 术者用掌根或大鱼际按在肚脐上揉动，称揉脐。30 ~ 50 次。

适应证 ➲ 腹泻、腹痛、疳积、便秘、呕吐、蛔虫性肠梗阻等病症。

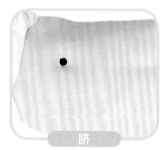
脐

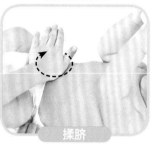
揉脐

✦ 天枢

定位 ➲ 脐旁 2 寸。

操作方法及次数 ➲ 术者用两手拇指或一手食中二指指端分别按于两侧天枢穴做揉动，称揉天枢。揉 30 ~ 50 次。

适应证 ➲ 腹泻、痢疾、腹痛、食积、腹胀、便秘等病症。

❖ **丹田**

定位 ➲ 脐下 2 ~ 3 寸之间。

操作方法及次数 ➲ 术者用大鱼际着力于施术部位上做揉动，称揉丹田。揉 30 ~ 50 次。用指端按，称按丹田。按 10 ~ 20 次。

适应证 ➲ 腹痛、遗尿、疝气、尿频、尿少、癃闭、腹泻、水泻、脱肛等病症。

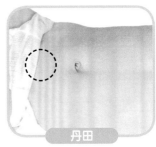
丹田

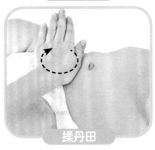
揉丹田

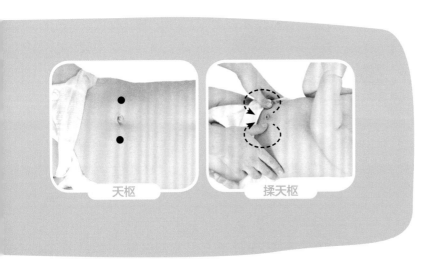
天枢

揉天枢

❖ 肚角

定位 ➲ 天枢穴下 2 寸脐旁两侧的大筋。

操作方法及次数 ➲ 术者用两手拇指分别按于两侧肚角穴上做环转揉动，称揉肚角。揉 30～50 次。用两手拇指分别置于两侧肚角穴大筋的内侧，然后向下按同时由内向外做弹拨，称拿肚角。拿 5～7 次。

适应证 ➲ 腹痛、寒痛、伤食痛、腹泻、腹胀等病症。

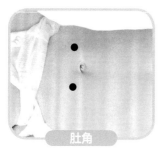
肚角

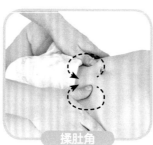
揉肚角

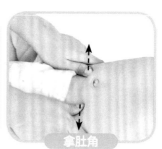
拿肚角

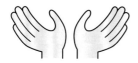

3. 腰背部穴位

腰背部常用穴位

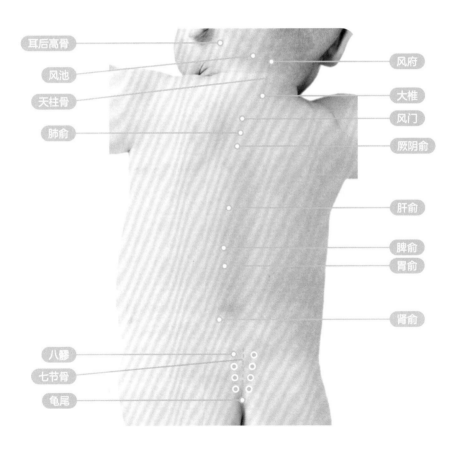

耳后高骨

风池

天柱骨

肺俞

风府

大椎

风门

厥阴俞

肝俞

脾俞

胃俞

肾俞

八髎

七节骨

龟尾

❖ 肩井

定位 ➡ 大椎与肩峰连线中点，肩部筋肉处。

操作方法及次数 ➡ 术者用两手拇指指端分别按揉两侧肩井，称按揉肩井。按揉 30 ~ 50 次。用双手的拇指和其余手指的指面相对用力，捏住患者肩井部，逐步收紧提起，进行一紧一松，连续不断地提捏并施以揉动拿捏，称拿肩井。拿 5 ~ 15 次。

适应证 ➡ 感冒、发热、恶寒、无汗、上肢痹痛、活动不利等病症。

❖ 大椎

定位 ➡ 第一胸椎棘突上方。

操作方法及次数 ➡ 用手指端或螺纹面在穴位处着力揉按，称按揉大椎。按揉 30 ~ 50 次。术者将一手的食、中二指屈曲，以屈曲两指的第一指间关节蘸清水在穴位上提捏，称提捏大椎。至局部皮下出现轻度瘀血为止。

适应证 ➡ 外感发热、项强、咳嗽、百日咳、咽痛等病症。

❖ 风门

定位 ➡ 第二胸椎棘突下旁开 1.5 寸。

操作方法及次数 ➡ 术者用两手拇指指端或螺纹面揉或按两侧风门，或以一手食、中二指同时揉按两侧风门，称按揉风门。揉或按 30 ~ 50 次。

适应证 ➡ 感冒、恶风、咳嗽、气喘、肺炎等病症。

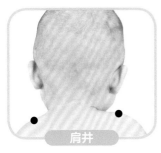

肩井

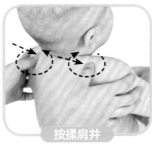

按揉肩井

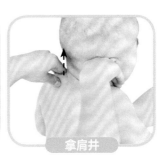

拿肩井

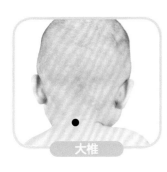

大椎

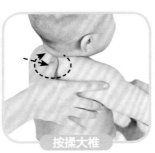

按揉大椎

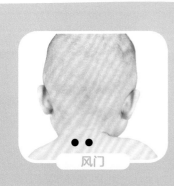

风门

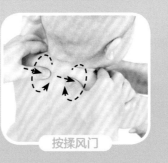

按揉风门

肺俞

定位 ⤵ 第三胸椎棘突下旁开 1.5 寸。

操作方法及次数 ⤵ 以双手拇指或单手的食、中指指端吸定穴位并做揉按，称按揉肺俞。揉 50～100 次。用一手掌面或小鱼际横置于两侧肺俞，做较快速往返摩擦，使之生热，称擦肺俞。

适应证 ⤵ 发热、咳嗽、咳痰、气喘、喘促、肺炎、支气管炎、肺痨、胸闷、胸痛等病症。

❖ 脾俞

定位 ⤵ 第十一胸椎棘突下旁开 1.5 寸。

操作方法及次数 ⤵ 术者用两手拇指指端或螺纹面分别按揉脊柱两侧脾俞，称揉脾俞。揉 50～100 次。

适应证 ⤵ 黄疸、水肿、慢惊风、泄泻、疳积、厌食、面黄、瘦弱、唇甲色淡、四肢乏力、五迟五软、乳食内伤、消化不良等病症。

❖ 胃俞

定位 ⤵ 第十二胸椎棘突下旁开 1.5 寸。

操作方法及次数 ⤵ 术者用两手拇指指端或螺纹面分别按揉脊柱两侧胃俞，称揉胃俞。揉 50～100 次。

适应证 ⤵ 腹泻、便秘、少腹痛、先天不足、发育迟缓、发疏齿迟、身材矮小、智力低下、言语迟缓、下肢萎软无力等病症。

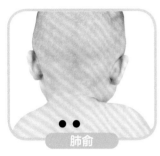

肺俞

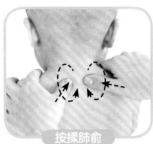

按揉肺俞

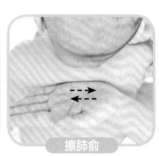

擦肺俞

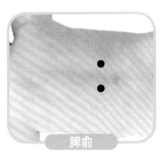

脾俞

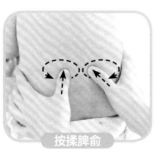

按揉脾俞

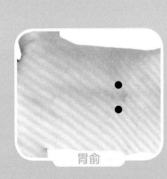

胃俞

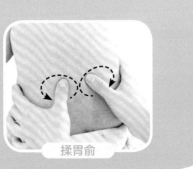

揉胃俞

❖ 脊柱

定位 ⤵后背正中线，大椎至龟尾成一直线。

操作方法及次数 ⤵术者用拇指桡侧缘顶住脊柱两侧皮肤，食指、中指前按，拇指、食指、中指三指捏住脊柱两侧皮肤并同时用力提拿，自下而上，双手交替捻动向前（手法一）；或食指屈曲，用食指中节桡侧顶住脊柱两侧皮肤，拇指前按，两指同时用力提拿皮肤自下而上，双手交替捻动向前，自腰骶至大椎，每捏三下将脊背皮肤提一下（手法二），称为捏三提一法，亦称捏脊，捏脊一般操作 5～10 遍。术者用食、中、无名指的指端分别按在患儿后背的督脉及膀胱经上揉动，同时自上而下或由下而上做缓慢的移动，称揉脊柱。揉脊柱一般操作 5～10 遍；术者用食、中指指腹由大椎自上而下直推至龟尾，称推脊。推 100～300 次。

适应证 ⤵小儿哮喘、遗尿、营养不良、发育迟缓、囟门迟闭、佝偻病、小儿脑瘫、运动发育迟缓、新生儿黄疸、新生儿肠痉挛、疳积、腹泻、腹痛、厌食等一切先后天不足之症及发热、惊风等病症。

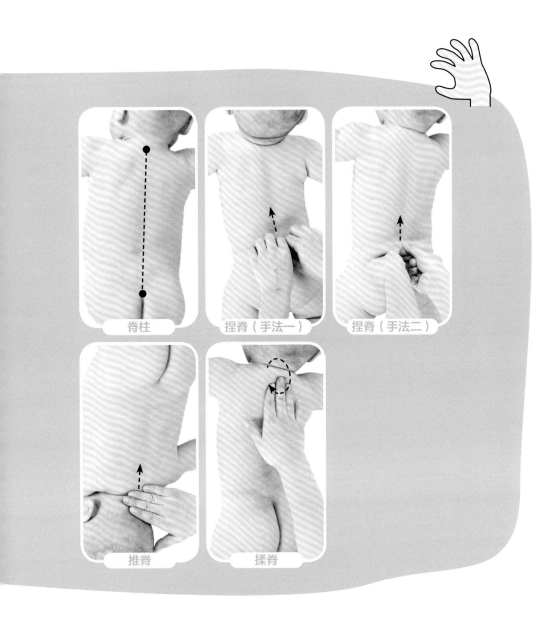

脊柱

捏脊（手法一）

捏脊（手法二）

推脊

揉脊

❖ 七节骨

定位 ⟹ 第四腰椎棘突至尾骨尖端成一直线。

操作方法及次数 ⟹ 术者将两手食、中二指或四指并拢，以指面着力，由第四腰椎直推至尾骨尖，称推下七节骨。反向操作由下向上推，称推上七节骨。推 100～300 次。

适应证 ⟹ 腹泻、痢疾、腹痛、便秘、遗尿、神经性尿频、脱肛等病症。

❖ 龟尾

定位 ⟹ 尾骨尖端。

操作方法及次数 ⟹ 术者用指端揉，称揉龟尾。揉 50～100 次。

适应证 ⟹ 腹泻、便秘、脱肛、遗尿、痔疮等病症。

❖ 八髎

定位 ⟹ 骶骨第一、二、三、四对骶后孔处。

操作方法及次数 ⟹ 术者用手掌面贴在患者骶骨背面，在体表做较快速的横向往返摩擦，称擦八髎。擦至局部发热为止。

适应证 ⟹ 腹泻、脱肛、遗尿、尿频、疝气、腹痛、腰痛等病症。

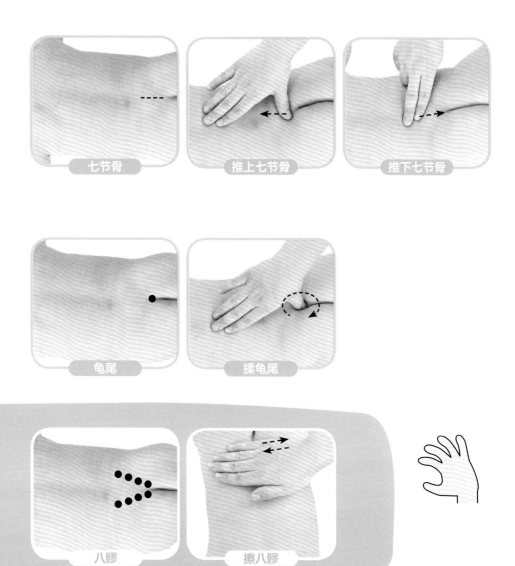

七节骨

推上七节骨

推下七节骨

龟尾

揉龟尾

八髎

擦八髎

4. 上肢部穴位

上肢常用穴位

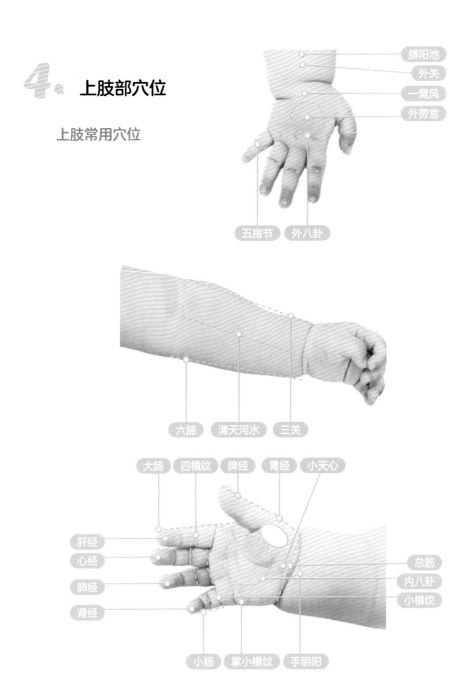

膊阳池

外关

一窝风

外劳宫

五指节　外八卦

六腑　清天河水　三关

大肠　四横纹　脾经　胃经　小天心

肝经

心经

肺经

肾经

总筋

内八卦

小横纹

小肠　掌小横纹　手阴阳

❖ 脾经

定位 ➲ 拇指桡侧缘赤白肉际处由指端至指根。

操作方法及次数 ➲ 用拇指指面或桡侧缘着力在穴位上，做由指端向指根方向的推动，称补脾经；反之，做由指根向指端方向推动，称清脾经。清、补均做 100 ~ 500 次。

适应证 ➲ 体质虚弱、食欲缺乏、消化不良、疳积、肌肉消瘦、恶心呕吐、脘腹胀满、嗳气纳呆、腹泻、便秘、痢疾、黄疸、痰饮、咳嗽、便血及斑、疹、痧证隐出不透者等病症。

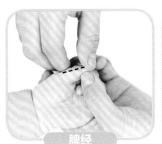
脾经

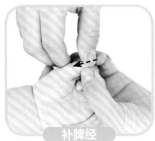
补脾经

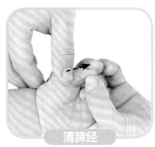
清脾经

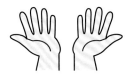

❖ 肝经

定位 ➲ 食指指面末节指腹部。

操作方法及次数 ➲ 用食中二指指面着力在穴位上，做由指根向指端方向的推动，称清肝经；反之，做由指端向指根方向的推动，称补肝经。清、补均做 100～500 次。

适应证 ➲ 目赤、惊风、抽搐、角弓反张、癫痫、烦躁不安、五心烦热、口苦、咽干、头痛、头晕、耳鸣等病症。

❖ **心经**

定位 ➲ 中指指面末节指腹部。

操作方法及次数 ➲ 用食中二指指面着力在穴位上，做由指根向指端方向的直推，称清心经；反之，做由指端向指根方向的推动，称补心经。清、补均做 100～500 次。

适应证 ➲ 高热神昏、惊惕不安、睡卧露睛、五心烦热、口舌生疮、小便赤涩、目赤、心血不足、夜啼等病症。

❖ **肺经**

定位 ➲ 无名指面末节指腹部。

操作方法及次数 ➲ 用指面或桡侧缘着力在穴位上，由指根向指端方向直推，称清肺经；由指端向指根方向直推，称补肺经。清、补均做 100～500 次。

适应证 ➲ 感冒、发热、咳嗽、哮喘、痰鸣、喘促、虚汗怕冷、顿咳、遗尿、尿频等病症。

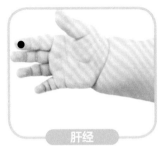

肝经

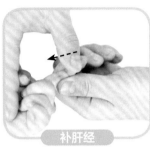

补肝经

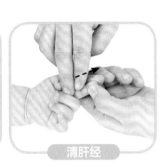

清肝经

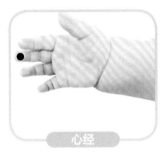

心经

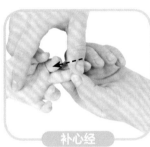

补心经

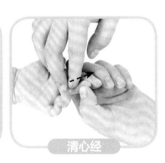

清心经

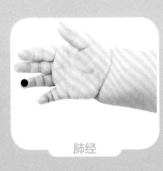

肺经

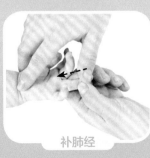

补肺经

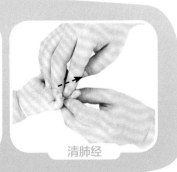

清肺经

❖ 肾经

定位 ⤳ 小指指面末节指腹部。

操作方法及次数 ⤳ 用拇指指面或桡侧缘着力在穴位上，由指端向指根方向直推，称补肾经；由指根向指端方向直推，称清肾经。清、补均做100～500次。

适应证 ⤳ 遗尿、盗汗、脱肛、便秘、腹泻、久泻、咳喘、肺痨、发疏齿迟、解颅、小便赤涩、多尿、先天不足、囟门迟闭、久病体虚等病症。

❖ 大肠

定位 ⤳ 食指桡侧缘，自食指尖至虎口成一直线。

操作方法及次数 ⤳ 用指面或桡侧缘着力在穴位上，由虎口向指端方向直推，称清大肠；由指端向虎口方向直推，称补大肠。清、补均做100～500次。

适应证 ⤳ 便秘、腹泻、腹痛、腹胀、脱肛等病症。

❖ 小肠

定位 ⤳ 小指尺侧从指端到指根成一直线。

操作方法及次数 ⤳ 用指面或桡侧缘贴在穴位上，由指根向指端方向直推，称清小肠；由指端向指根方向直推，称补小肠。推100～500次。

适应证 ⤳ 小便赤涩不利、遗尿、尿频、水泻、癃闭、口舌生疮等病症。

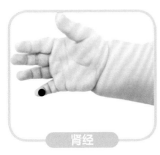

肾经

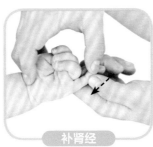

补肾经

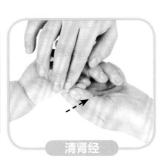

清肾经

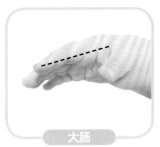

大肠

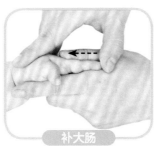

补大肠

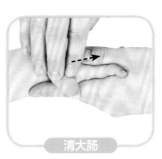

清大肠

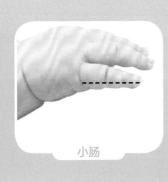

小肠

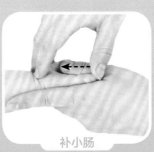

补小肠

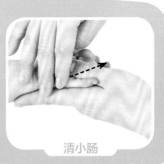

清小肠

肾顶

定位 ◯ 小指顶端。

操作方法及次数 ◯ 用指端或螺纹面着力在穴位上揉动，称揉肾顶。揉50～100次。

适应证 ◯ 烦渴喜饮、衄血、便秘、呕吐、呃逆、腹胀、厌食、自汗、盗汗、大汗淋漓、脑积水等病症。

少商

定位 ◯ 拇指桡侧指甲根角旁0.1寸。

操作方法及次数 ◯ 用拇指指甲用力掐穴位，以不掐破皮肤为宜，称掐少商。掐50～100次。

适应证 ◯ 咽喉肿痛、鼻出血、高热、癫狂、昏迷等病症。

四横纹

定位 ◯ 掌面食指、中指、无名指、小指近端指间关节横纹处。

操作方法及次数 ◯ 用拇指指甲着力，吸定在治疗部位，用力掐之，掐后即揉，从患者食指依次掐揉至小指横纹，称掐四横纹，掐揉3～5次；患者四指并拢，掌心向上，术者一手握持患者四指以固定，然后用另一只手的拇指桡侧缘或螺纹面着力在治疗部位上，做来回方向的推动，称推四横纹。推100～300次。

适应证 ◯ 疳积、瘦弱、腹胀、不思饮食、消化不良、腹胀、脚软、气促、咳痰、胸闷痰喘等病症。

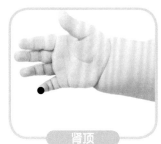

肾顶

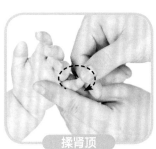

揉肾顶

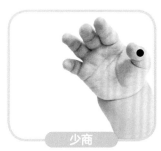

少商

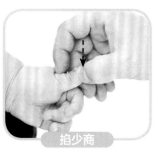

掐少商

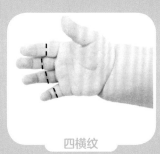

四横纹

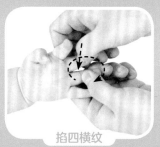

掐四横纹

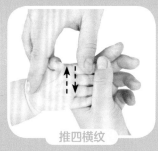

推四横纹

❖ 小横纹

定位 ➲ 掌面食指、中指、无名指、小指掌指关节横纹处。

操作方法及次数 ➲ 用拇指指甲着力，用力掐之，然后再以拇指指端着力在穴位处揉动，称掐揉小横纹。掐揉 3～5 次。患者四指并拢，掌心向上，术者一手握持患者四指以固定，然后用另一只手的拇指桡侧缘或螺纹面着力在穴位上，做来回方向的推动，称推小横纹。推 100～300 次。

适应证 ➲ 腹胀、烦躁、疳积、消化不良、口唇破裂、口疮、咳嗽、支气管炎、哮喘，并对肺部干性啰音有良好的消退作用。

❖ 掌小横纹

定位 ➲ 手掌面小指根下，尺侧掌纹头。

操作方法及次数 ➲ 用拇指指端贴在穴位处揉动，称揉掌小横纹。揉 50～100 次。

适应证 ➲ 口舌生疮、唇肿、腹胀、喘咳、肺炎、百日咳、流涎等病症。

❖ 胃经

定位 ➲ 大鱼际外侧赤白肉际处，拇指根至腕横纹。

操作方法及次数 ➲ 用食中二指贴在穴位上，由腕横纹至拇指根方向直推，称清胃经。推 100～500 次。反之，由拇指根向腕横纹方向直推，称补胃经。

适应证 ➲ 烦渴喜饮、衄血、便秘、呕吐、呃逆、腹胀、厌食等病症。

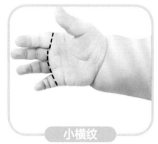

小横纹

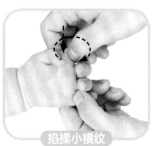

掐揉小横纹

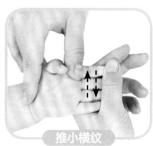

推小横纹

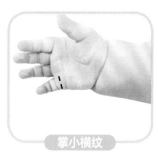

掌小横纹

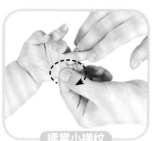

揉掌小横纹

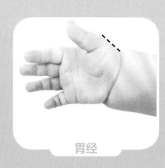

胃经

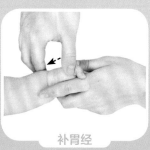

补胃经

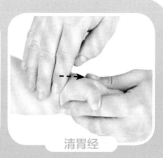

清胃经

❖ 板门

定位 ➲ 手掌大鱼际顶面。

操作方法及次数 ➲ 用拇指端吸定于穴位上揉动，称揉板门。揉 100～300 次。或用推法自腕横纹推向指根，称横纹推向板门，反向推称板门推向横纹。

适应证 ➲ 呕吐、呃逆、厌食、疳积、饮食积滞、食欲缺乏、嗳气、腹胀、腹泻、呕吐、口疮、牙龈肿痛等病症。

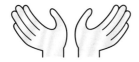

❖ 内劳宫

定位 ➲ 手掌心正中。

操作方法及次数 ➲ 术者一手持患者四指，掌心向上，充分暴露穴位。用另一手拇指或中指端揉患者掌心穴位处，称揉内劳宫。揉 100～300 次。

适应证 ➲ 口舌生疮、发热、烦躁、神昏、小便短赤等病症。

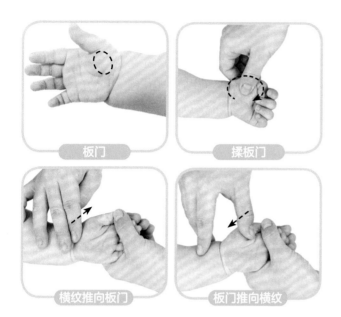

板门

揉板门

横纹推向板门

板门推向横纹

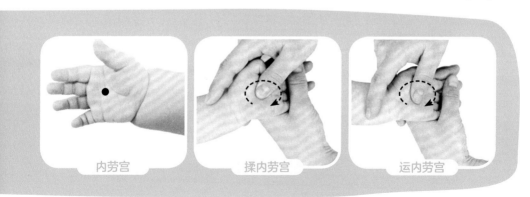

内劳宫

揉内劳宫

运内劳宫

❖ 小天心

定位 ➥ 手掌面，大小鱼际交接处。

操作方法及次数 ➥ 一手持小儿四指以固定，掌心朝上，用另一手拇指或中指端在穴位处旋转揉动，称揉小天心。揉 100 ~ 500 次。或用屈曲的中指中节做有节律的叩击穴位，称捣小天心。捣 100 ~ 500 次。

适应证 ➥ 眼睛向上下左右翻或向两边斜、高血压、角弓反张、睡卧不宁、惊风、抽搐、口疮、目赤痛、夜啼、小便短赤、遗尿、疮疥、疹痘欲出不透等病症。

❖ 内八卦

定位 ➥ 手掌面，以掌心内劳宫为圆心，内劳宫到中指根中外 1/3 交界处为半径所作圆周上的八个点。从小鱼际起按顺时针排列依次为乾、坎、艮、震、巽、离、坤、兑。

操作方法及次数 ➥ 使患者手掌平坦，掌心向上，用另一手的拇指螺纹面在穴位上，做环形推动。自乾卦至兑卦，顺时针方向推运一周，称顺运内八卦；反之，逆时针方向推运一周，称逆运内八卦。运 100 ~ 500 次。

适应证 ➥ 胸膈不利、气闷不舒、疳积、消化不良、腹胀、腹痛、呕吐、乳食内伤、纳呆、喘咳、痰喘、百日咳等病症。

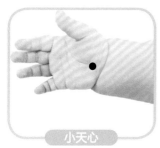

小天心

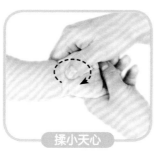

揉小天心

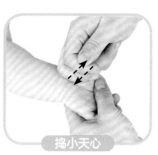

捣小天心

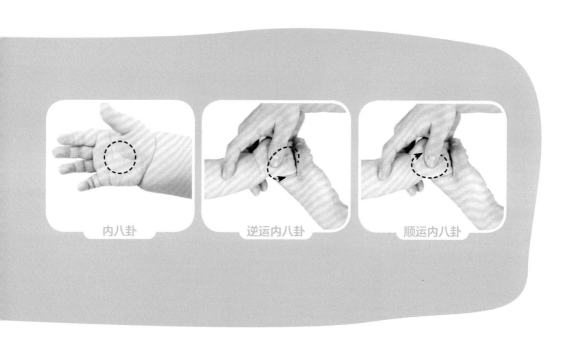

内八卦

逆运内八卦

顺运内八卦

❖ 手阴阳

定位 ➲ 手掌面腕掌关节横纹处；拇指侧为阳池，食指侧为阴池。

操作方法及次数 ➲ 术者用两手拇指螺纹面或桡侧缘着力于腕横纹中点，向两旁做"←·→"一字形推动，称分手阴阳。分推 50～100 次。术者用拇指螺纹面自两旁阳池、阴池向中点合拢推动，称合手阴阳。合推 30～50 次。

适应证 ➲ 寒热往来、烦躁不安、腹泻、腹胀、痢疾、痰热喘咳、口疮、唇肿、喘咳、肺炎等病症。

❖ 五指节

定位 ➲ 掌背五指第一指间关节横纹处。

操作方法及次数 ➲ 术者用一只手固定患者手指，暴露穴位，用另一手拇指端及指甲着力，分别掐揉，称掐揉五指节。各掐揉 3～5 次。

适应证 ➲ 惊风、抽搐、胸膈不利、气闷不舒、痰喘、惊惕不安等病症。

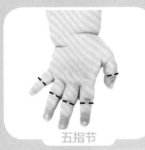

五指节

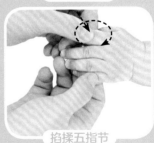

掐揉五指节

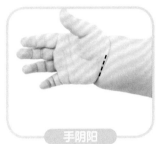

手阴阳

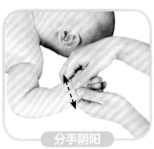

分手阴阳

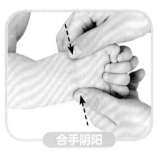

合手阴阳

❖ 上马

定位 ◯ 手背无名指及小指掌指关节后方凹陷处。

操作方法及次数 ◯ 术者一手握患者四指，使掌指关节屈曲，充分暴露穴位，用另一手拇指或中指端附着于施术穴位上按揉，称揉上马。揉 50～100 次。

适应证 ◯ 阴虚阳亢、潮热烦躁、牙痛、小便赤涩淋沥、耳鸣、足软不任履地、腰以下痛、颈肿咽痛、目赤、喘咳等病症。

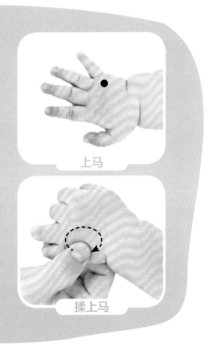

上马

揉上马

❖ 二扇门

定位 ⟹ 掌背中指根部指璞两侧凹陷处，左右各一。

操作方法及次数 ⟹ 术者用两手拇指端分别附着于中指两侧凹陷处着力揉掐，称掐揉二扇门。揉掐 50～100 次。

适应证 ⟹ 发热无汗、感冒、喘促等病症。

❖ 外劳宫

定位 ⟹ 手背正中与内劳宫相对处。

操作方法及次数 ⟹ 使患儿掌指关节屈曲，用另一手指端附着于施术的穴位上进行揉动，称揉外劳宫。揉 50～100 次。

适应证 ⟹ 寒症之感冒、咳嗽、喘促、腹胀、腹痛、腹泻、脱肛、遗尿等病症。

❖ 精宁

定位 ⟹ 掌背第四、五掌骨歧缝间。

操作方法及次数 ⟹ 使患儿掌心向下，用另一手拇指或中指指端附着于施术穴位上进行揉动，称揉精宁。揉 50～100 次。

适应证 ⟹ 疳积、喘促、痰鸣、干呕等病症。

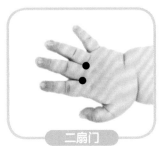

二扇门

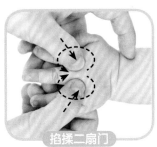

掐揉二扇门

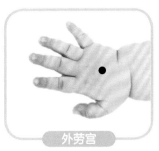

外劳宫

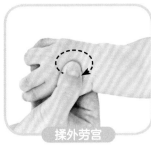

揉外劳宫

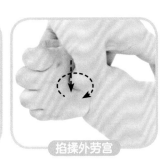

掐揉外劳宫

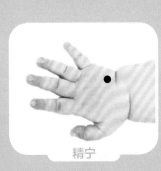

精宁

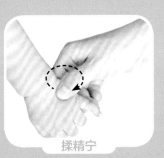

揉精宁

❖ 合谷

定位 ⤵ 在手背，第1、2掌骨间，当第2掌骨桡侧的中点处。

操作方法及次数 ⤵ 使患儿前臂桡侧缘向上，用一手的拇指指端附着于施术穴位上进行揉动，称揉合谷。揉100～200次。

适应证 ⤵ 头痛、目赤肿痛、鼻出血、口眼歪斜、发热、恶寒等病症。

❖ 一窝风

定位 　手背腕掌关节横纹正中凹陷处。

操作方法及次数 　使患儿掌背向上，用一手中指或拇指吸定于腕背横纹正中位上进行揉动，称揉一窝风。揉50～100次。

适应证 　外感风寒、鼻流清涕、下寒腹痛、腹泻、痹痛、头痛等病症。

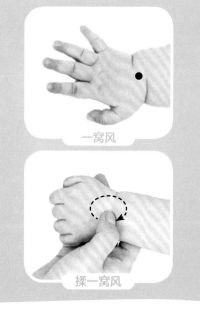

一窝风

揉一窝风

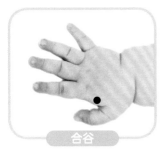

合谷

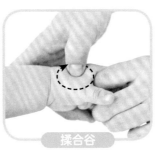

揉合谷

❖ 内关

定位 ◯ 腕横纹上 2 寸，掌长肌腱与桡侧腕屈肌腱之间。

操作方法及次数 ◯ 使患儿掌心向上，用一手拇指吸定于穴位上进行按揉，称为按揉内关。揉 100～200 次。

适应证 ◯ 心悸，胸闷，胃痛，呕吐，呃逆，热病，上肢痹痛，夜啼等病症。

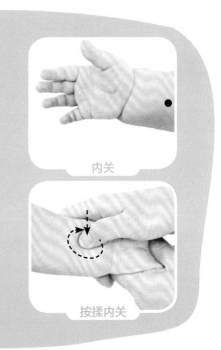

内关

按揉内关

❖ 膊阳池

定位 ⤵ 前臂背侧一窝风上三寸。

操作方法及次数 ⤵ 使患儿掌心向下，用一手的拇指端或螺纹面吸定于穴位上进行揉动，称揉膊阳池。揉 50 ~ 100 次。

适应证 ⤵ 感冒、头痛、头晕、脑炎、便秘、小便短赤，少尿、癃闭等病症。

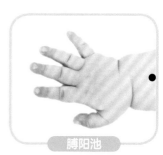

膊阳池

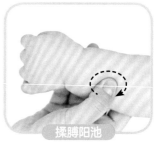

揉膊阳池

❖ 三关

定位 ⤵ 前臂桡侧腕横纹至肘横纹成一直线。

操作方法及次数 ⤵ 使患儿前臂伸直，用一手的指面贴在前臂内侧面桡侧处，做由腕横纹向肘横纹方向的直推法，称推上三关。推 100 ~ 300 次。

适应证 ⤵ 气血虚弱、面色无华、阳气不足、四肢厥冷、疳积、吐泻、风寒感冒、腹痛、食欲缺乏及疹出不畅等病症。

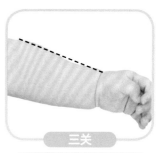

三关

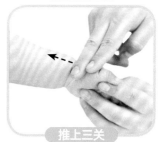

推上三关

❖ 六腑

定位 ➲ 前臂尺侧腕横纹至肘横纹成一
直线。

操作方法及次数 ➲ 使患儿前臂伸直或
曲肘，用一手的指面着力在前臂内侧尺
侧缘，做由肘横纹向腕横纹方向的直推
法，称退下六腑。推 100 ～ 300 次。

适应证 ➲ 脏腑郁热、高热、壮热烦
渴、腮腺炎、肿毒、汗证、咽痛等
病症。

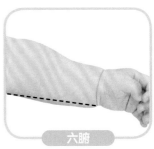

六腑

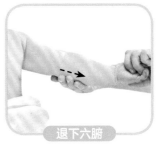

退下六腑

❖ 天河水

定位 ➲ 前臂内侧正中腕横纹至肘横纹
成一直线。

操作方法及次数 ➲ 使患儿前臂伸直掌
心朝上，将并拢的食指、中指指面贴在
前臂内侧，做由腕横纹向肘横纹方向的
直推法，称清天河水。推 100 ～ 300 次。

适应证 ➲ 高热、五心烦热、口燥咽
干、口舌生疮、弄舌、夜啼、感冒发
热、头痛、咽痛等病症。

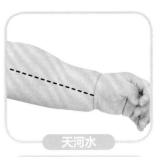

天河水

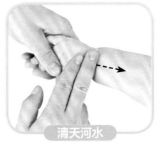

清天河水

5. 下肢部穴位

❖ 箕门

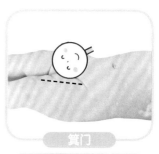
箕门

定位 ➲ 大腿内侧髌骨内上缘至腹股沟中点成一直线。

操作方法及次数 ➲ 以食、中二指指面贴在穴位上，做自膝盖内侧上缘至腹股沟方向的直推，称推箕门。推 100~300 次。

适应证 ➲ 水泻、小便赤涩不利、尿少、尿赤、尿闭、蛋白尿、尿潴留等病症。

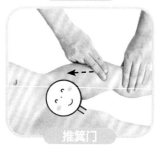
推箕门

❖ 足三里

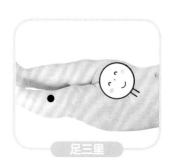
足三里

定位 ➲ 外膝眼下 3 寸，胫骨旁开 1 寸。

操作方法及次数 ➲ 以拇指端或螺纹面着力于穴位上，稍用力按揉，称按揉足三里。按揉 30~50 次。

适应证 ➲ 腹胀、腹痛、便秘、腹泻、呕吐、脾胃虚弱、纳呆、厌食、食积、疳积、抵抗力弱及易感儿、下肢萎软无力等病症。

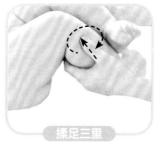
揉足三里

❖ 三阴交

定位 ⤵ 内踝上 3 寸，胫骨后缘凹陷中。

操作方法及次数 ⤵ 令患者胫骨稍外旋以暴露内侧穴位处，以拇指或中指、食指的螺纹面着力，稍用力按揉，称按揉三阴交。按揉 100～300 次。

适应证 ⤵ 癃闭、尿频、遗尿、痿证、下肢痹痛、瘫痪、消化不良、纳呆、厌食、腹胀等病症。

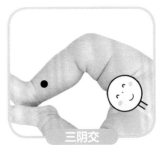

三阴交

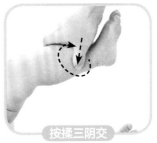

按揉三阴交

❖ 涌泉

定位 ⤵ 足底面，前中 1/3 交界处。

操作方法及次数 ⤵ 以拇指端或螺纹面着力，在穴位处做旋转揉动，称揉涌泉。100～300 次。

适应证 ⤵ 呕吐、腹泻、发热、虚热盗汗、五心烦热、烦躁不安、夜啼、哮喘等病症。

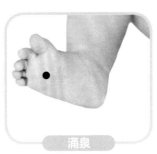

涌泉

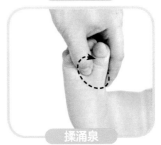

揉涌泉

77

❖ 百虫

定位 ➲ 膝上内侧肌肉丰厚处，髌骨内上缘 2.5 寸处。

操作方法及次数 ➲ 以拇指端或拇指及食中二指指端相对用力，着力在穴位上，用指端揉或拿，称揉百虫或拿百虫。揉 30 ~ 50 次，拿 5 ~ 7 次。

适应证 ➲ 惊风抽搐、下肢瘫痪、疼痛、痿痹、肌张力过高等病症。

❖ 膝眼

定位 ➲ 在髌骨下缘，髌韧带内外侧凹陷中，外侧称外膝眼，内侧称内膝眼。

操作方法及次数 ➲ 使患儿膝关节屈曲，拇指及食指指端分别放于两侧膝眼，两指端朝同一方向或相对方向同时按揉，称揉膝眼。揉 30 ~ 50 次。

适应证 ➲ 惊风抽搐、下肢疼痛、膝关节屈伸不利、膝痛、小儿麻痹症、下肢痿软无力等病症。

❖ 前承山

定位 ➲ 小腿胫骨旁，约当膝下 8 寸，在足阳明胃经的循行线上。

操作方法及次数 ➲ 以拇指爪甲掐穴位处，称掐前承山。掐 3 ~ 5 次。用拇指端着力按揉，称揉前承山。揉 100 ~ 300 次。

适应证 ➲ 惊风、抽搐、癫痫发作、角弓反张、下肢抽搐、昏迷；下肢痿痹、疼痛、小儿麻痹症、肌肉萎缩等病症。

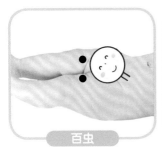
百虫

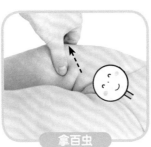
拿百虫

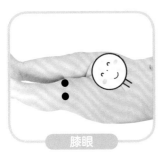
膝眼

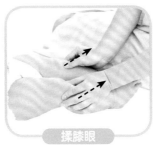
揉膝眼

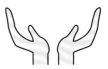

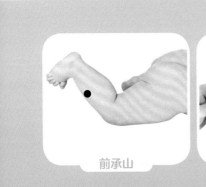
前承山

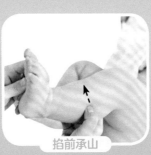
掐前承山

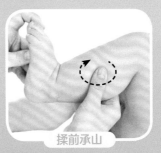
揉前承山

❖ 解溪

定位 ➡ 在踝关节横纹中点，趾长伸肌腱与踇长伸肌腱之间的凹陷中。

操作方法及次数 ➡ 用拇指爪甲逐渐用力掐，称掐解溪。掐 3～5 次。用拇指端着力按揉，称揉解溪。揉 100～300 次。

适应证 ➡ 惊风、吐泻；足下垂、踝关节屈伸不利等病症。

❖ 大敦

定位 ➡ 在足大趾外侧，距趾甲根角 0.1 寸处。

操作方法及次数 ➡ 以拇指爪甲着力逐渐用力掐，称掐大敦穴。掐大敦穴 3～5 次。

适应证 ➡ 惊风、四肢抽搐、癫痫发作、角弓反张等病症。

❖ 丰隆

定位 ➡ 在外踝尖上 8 寸，胫骨前缘外侧，胫腓骨之间。

操作方法及次数 ➡ 令患儿胫骨稍内旋以暴露外侧穴位，另一手以拇指端或螺纹面着力，稍用力按揉，称揉丰隆。按揉 100～300 次。

适应证 ➡ 痰涎壅盛、咳嗽气喘等病症。

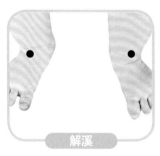

解溪

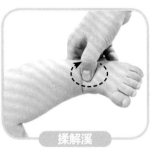

揉解溪

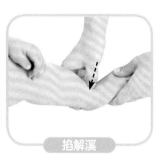

掐解溪

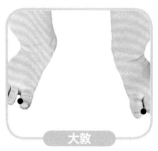

大敦

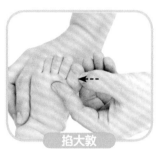

掐大敦

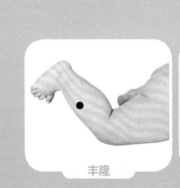

丰隆

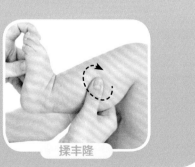

揉丰隆

❖ 委中

定位 ➲ 下肢腘窝中央，股二头肌腱与半腱肌腱之间。

操作方法及次数 ➲ 以拇指端吸定于两肌腱之间穴位处，用指端着力按揉，称揉委中。揉 30～50 次。用拇指及食中二指指端分别着力于肌腱两侧，用指端相对用力提拿称拿委中。拿 3～5 次。

适应证 ➲ 惊风抽搐、下肢痿软、膝痛、腰背疼痛、腿痛转筋等病症。

❖ 后承山

定位 ➲ 腓肠肌肌腹下陷中，伸足时人字纹处。

操作方法及次数 ➲ 以拇指端着力按揉穴位处，称揉后承山。揉 30～50 次。用拇指及食中二指指端分别着力于肌腹下肌腱两侧，用指端相对用力提拿，称拿后承山。拿 3～5 次。

适应证 ➲ 下肢痿痹、疼痛、腿痛转筋、水泻、惊风抽搐、癫痫发作、角弓反张、下肢抽搐等病症。

❖ 仆参

定位 ➲ 在昆仑穴下，外踝后下方，跟骨外侧下赤白肉际凹陷中。

操作方法及次数 ➲ 用拇指与食指、中指相对着力于穴位及内侧相对处，稍用力拿捏，称拿仆参。拿捏 3～5 次。以一手拇指爪甲着力，稍用力在仆参穴上掐压，称掐仆参。掐 3～5 次。

适应证 ➲ 腰痛、足跟痛、晕厥、惊风、抽搐、踝关节阵挛、足痿不收、尖足等病症。

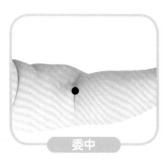

委中

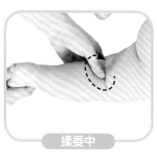

揉委中

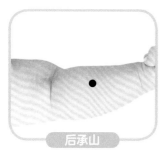

后承山

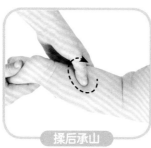

揉后承山

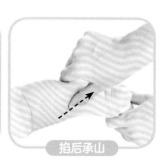

掐后承山

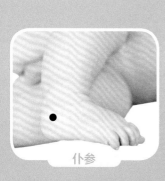

仆参

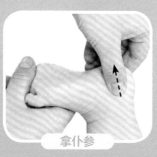

拿仆参

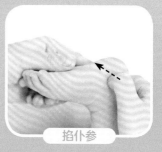

掐仆参

❖ 昆仑

定位 ➲ 在跟腱与外踝尖中点的凹陷处。

操作方法及次数 ➲ 术者一手扶孩子足趾，令踝关节外旋，充分暴露踝关节外侧穴位处，用另一手拇指爪甲着力，稍用力在昆仑穴上掐，称掐昆仑。掐3～5次。

适应证 ➲ 头痛、惊风、腰痛、下肢痉挛、跟腱挛缩、足跟痛、足内翻等病症。

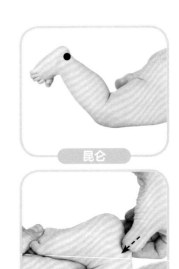
昆仑

掐昆仑

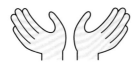

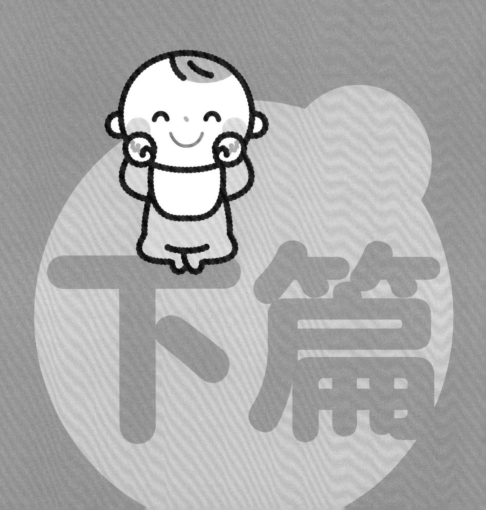

小儿日常保健
推拿法

下篇

请扫描书中二维码,
观看"强壮身体保健推拿法"

强壮身体保健推拿法主要用于身体瘦弱的宝宝。一般以 1~5 岁年龄段为宜。通过推拿调理,可以使小儿脾胃功能强健,长肌肉,强筋骨,增进食欲,促进发育,健康活泼。

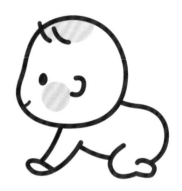

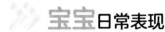

宝宝日常表现

身体比较瘦弱,胆小,不精神,容易疲劳,吃饭不香或饮食正常,大便不好,有的表现为便干,有的小儿表现为大便松散,甚至不成形。

专家的叮嘱

一些孩子在平时可以表现出比较明显的症状,很多孩子平时并无大的问题,仅仅是表现出身体轻度的消瘦,**不爱活动,总喜欢坐着或躺着,有疲劳感。进食饭量比较少,爱挑食**等症状,我们也可以按照此法进行保健。

》 保健推拿处方

主穴： 补脾经 3～5 分钟 ➡ 摩腹 3～5 分钟 ➡ 按揉双侧足三里各 2～3 分钟 ➡ 捏脊 10～20 遍 ➡ 按揉脾俞、胃俞各 1～3 分钟 ➡ 运内八卦 2～3 分钟。

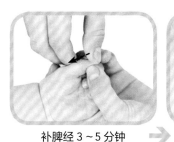

补脾经 3～5 分钟 ➡

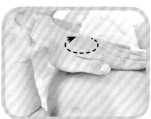

摩腹 3～5 分钟 ➡

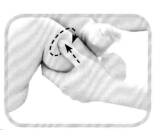

按揉双侧足三里各 2～3 分钟

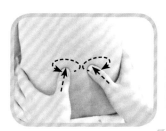

按揉胃俞 1～3 分钟 ⬅

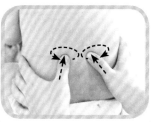

按揉脾俞 1～3 分钟 ⬅

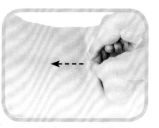

捏脊 10～20 遍

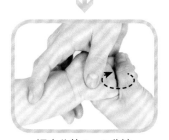

运内八卦 2～3 分钟

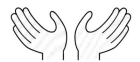

>> 随症加减

吃饭不香，加分腹阴阳 20～30 次。

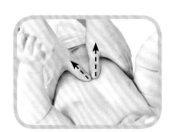

分腹阴阳 20～30 次

手脚凉，加摩丹田 2 分钟，横擦腰骶透热为度。

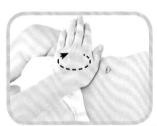

摩丹田 2 分钟

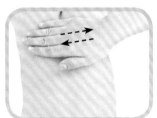

横擦腰骶透热为度

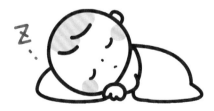

》》 操作疗程

上法每天操作 1 遍，10 天为 1 疗程，每一疗程完后可休息 3 ~ 5 天，然后再进行下一个疗程。

一般经过 2 个疗程，许多孩子进食量及活动量较之前多，疲劳感减轻，面色由萎黄、晦暗变得有光泽，经过 4 ~ 5 个疗程孩子体重、身高都会有不同程度的增加。

小贴士

对于不同年龄段以及症状不同的宝宝，可以在具体推拿次数上适当地加以调整，一般的规律是，年龄大，症状重者，推拿每个穴位时也应相应地增加，这样可以在一定程度上提高治疗效果。

》》 家长日常调护

加强营养，合理饮食。
加强运动，增强体质。

小贴士

调护在这类保健治疗中具有特别重要的意义，良好的护理可以起到事半功倍的作用。同时也应该加强营养。值得注意的是，许多孩子家长在谈到这一问题时，常常把加强营养理解为多给孩子吃一些价格昂贵的食物，或大鱼大肉制品，其实这是一种严重的误解。所谓的**加强营养实质上是指在孩子进食的食物中应该以营养成分全面、合理，以易于消化吸收的食物为主**。

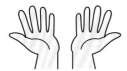

请扫描书中二维码，
观看"病后恢复保健推拿法"

病后恢复保健推拿法主要是针对宝宝患呼吸系统或者消化系统疾病后，主要症状已经消失，但仍有少部分残留症状没有完全消失，诸如感冒或者肺炎过后宝宝仍有低热、食欲差、声音嘶哑、偶有咳嗽，或者出现便秘等现象；或者宝宝闹肚子后出现食欲差、腹痛、腹胀等现象的一种保健方法。通过推拿调理可以清除余热，健脾益肺，起到扶正祛邪的作用。

宝宝 日常表现

呼吸系统疾患病后期，可能还残留偶有咳嗽，饭量减少，出汗较多，手足心热。

消化系统疾患病后期，可能会有食欲不佳，饭量减少，偶有恶心，大便减少或干结。

专家 的叮嘱

宝宝在患病以后尽管得到了及时的治疗，但在治疗的过程中，一方面疾病本身对小儿的脏腑产生了一定的损伤，另一方面在疾病治疗的过程中，药物等治疗方法也可能对小儿的机体产生某些不利的影响，尤其是抗生素及寒凉药物的使用。因此，在疾病恢复的后期，宝宝往往会残留一些轻微症状久久难以恢复，这个时候，爸爸妈妈应该积极使用推拿调理，往往会收到很好的效果。

≫ 保健推拿处方

❖ 呼吸系统疾病恢复期

主穴：分手阴阳约 200 ～ 300 次 ➜ 运内八卦约 2 ～ 3 分钟 ➜ 揉二马约 2 ～ 3 分钟 ➜ 清天河水约 3 分钟 ➜ 揉足三里左右各约 2 ～ 3 分钟 ➜ 揉涌泉约 2 分钟 ➜ 捏脊 5 ～ 7 遍。

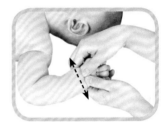

分手阴阳约 200 ～ 300 次

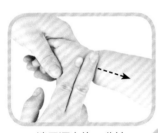

清天河水约 3 分钟

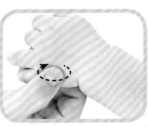

揉二马约 2 ～ 3 分钟

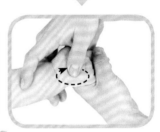

运内八卦约 2 ～ 3 分钟

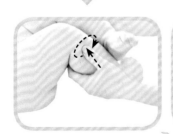

揉足三里左右各约 2 ～ 3 分钟

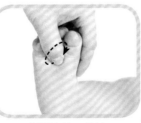

揉涌泉约 2 分钟

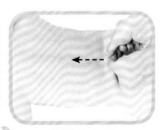

捏脊 5 ～ 7 遍

》》随症加减

1. 食欲差，食量减少补脾经约 3 分钟。

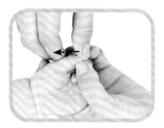

补脾经约 3 分钟

2. 鼻塞加开天门 50 次，揉迎香、摩囟门各 1 分钟。

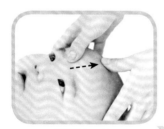 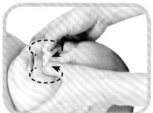 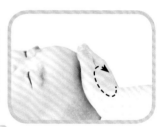

开天门 50 次　　　　　　揉迎香 1 分钟　　　　　　摩囟门 1 分钟

3. 声音嘶哑，加挤捏天突至出痧。

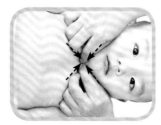

挤捏天突至出痧

4. 手足凉，补肾经、推三关各约 2 分钟。

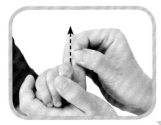 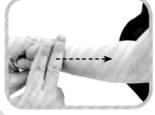

补肾经 2 分钟 ➡ 推三关 2 分钟

5. 偶有咳嗽，加推掌横纹 2 分钟。

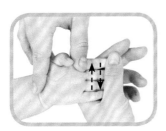

推掌横纹 2 分钟

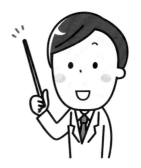

6. 便秘，加揉二马约 2 分钟，膊阳池 5 分钟。

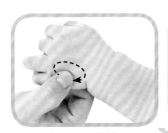 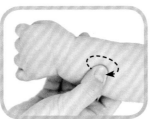

揉二马 2 分钟 ➡ 膊阳池 5 分钟

❖ 消化系统疾病恢复期

主穴：补脾经 3 分钟 ➡ 清板门 2 分钟 ➡ 运内八卦 5 分钟 ➡ 揉脾俞、胃俞、足三里各 1 分钟。

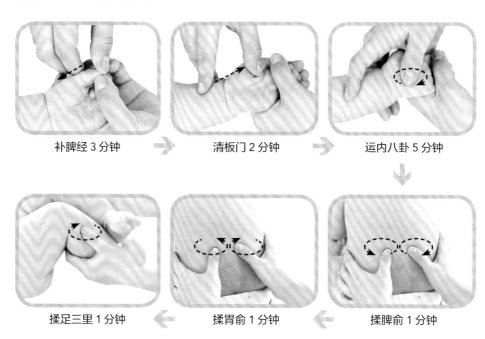

补脾经 3 分钟	清板门 2 分钟	运内八卦 5 分钟
揉足三里 1 分钟	揉胃俞 1 分钟	揉脾俞 1 分钟

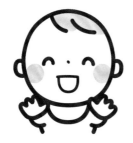

>> 随症加减

1. 如伴有恶心、呃逆时，加揉内关 2 分钟。

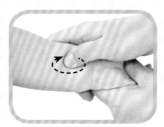

揉内关 2 分钟

2. 纳食差，加分腹阴阳 30 次。

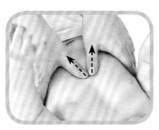

分腹阴阳 30 次

3. 腹胀、腹痛，加摩腹 3 ~ 5 分钟。

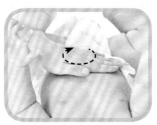

摩腹 3 ~ 5 分钟

》》操作疗程

上述手法每天操作 1 遍，5 天为 1 疗程，每一疗程完后可休息 1～2 天，也可连续推拿。一般经过 2 个疗程，孩子感冒后期的相应症状可消失，脾胃功能恢复正常。腹泻后期的不适症状消失，脾胃功能逐步恢复。

小贴士

应用病后恢复保健按摩法能平衡阴阳，清余热，促进肺的主气、司呼吸功能的恢复。中医理论认为肺主皮毛，肺的功能正常，则皮肤毛孔的开阖正常，汗的疏泄正常。同时能增强脾的运化能力，恢复宝宝的消化吸收功能，从而增进食欲。强壮身体，促进发育。

》》家长日常调护

1. 清淡饮食，小儿病后，无论是呼吸系统疾病还是消化系统疾病病后，小儿的脾胃功能仍薄弱，因此宜食用一些易消化的食物。
2. 适当运动，增强体质。

小贴士

调护在这类保健治疗中具有特别重要的意义，许多孩子家长认为孩子在生病期间，没吃好，缺营养，害怕耽误生长，于是在病后给孩子吃一些大鱼大肉之类的难以消化的食物。殊不知这些所谓的营养物质增加了脾胃的负担，更有甚者会导致呼吸系统和消化系统疾病的再次发生，因此病后宜选择易消化易吸收的食物为主，循序渐进地添加高能量、高蛋白的食物。

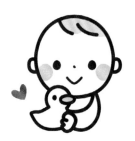

三、易感儿童保健推拿法

请扫描书中二维码，
观看"易感儿童保健推拿法"

易感儿童保健推拿法主要是针对宝宝免疫功能低下，抵抗力较差，经常反复发生呼吸道感染的一种保健方法。

宝宝日常表现

经常反复感冒，出现咽痛、发热、咳嗽、流涕、喷嚏等症状。

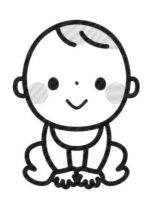

专家的叮嘱

中医理论认为易感儿的发病原因主要是由于小儿先天不足，或喂养不当，或者因病损伤等造成肺、脾气不足，脾气虚则消化功能薄弱；肺气虚则免疫力低下，容易外感。很多宝宝妈妈都感慨自己已经很注意根据天气为孩子增减衣服，饮食方面也很谨慎，可是宝宝总是发烧感冒，感到很无奈。针对这类宝宝，妈妈除了注意日常护理外，还要积极调整宝宝的体质，而易感儿保健推拿法正是基于这一理念而采取的一项积极的预防和治疗手段。

保健推拿处方

❖ 日常保健推拿法

1. 以两手掌快速互擦，发烫为止，然后用擦热的手掌按在前额，先按顺时针方向环摩面部50次，再按逆时针方向摩面50次，使面部微红有温热感。

2. 将两手食指快速擦热，然后在鼻翼两侧做快速上下推擦，用力不宜过重，以局部产生的热感向鼻腔内传导为度。

3. 将双手拇指和食指快速擦热，然后搓揉双侧耳垂，反复操作1~3分钟，以耳垂发红、发热为度。

4. 两手掌快速互擦，发烫为止，然后，用擦热的手掌横擦肩背部及胸部，以透热为度。

5. 补脾经3分钟 ➜ 补肺经1~3分钟 ➜ 分手阴阳300次 ➜ 按揉足三里3~5分钟 ➜ 捏脊5~7遍。

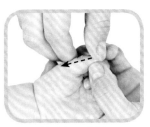

补脾经3分钟

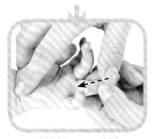

补肺经1~3分钟

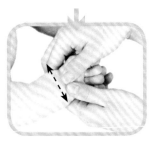

分手阴阳300次

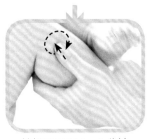

捏脊5~7遍

按揉足三里3~5分钟

❖ **复感保健推拿法**

主穴： 开天门 2 分钟 → 推坎宫 2 分钟 → 揉太阳 2 分钟 → 揉迎香 2 分钟 → 揉耳后高骨 2 分钟 → 分手阴阳 200～300 次 → 揉外劳宫 2 分钟 → 擦膀胱经的两条侧线，透热为度。

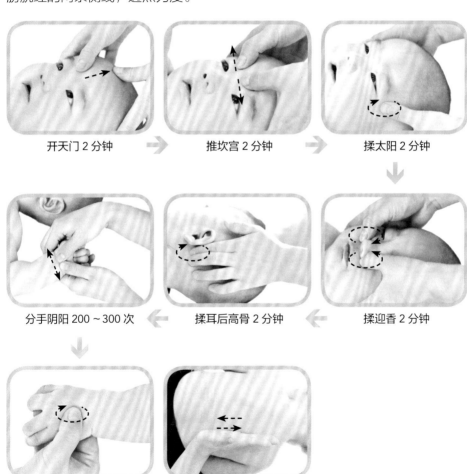

| 开天门 2 分钟 | 推坎宫 2 分钟 | 揉太阳 2 分钟 |

| 分手阴阳 200～300 次 | 揉耳后高骨 2 分钟 | 揉迎香 2 分钟 |

| 揉外劳宫 2 分钟 | 擦膀胱经两条侧线 |

随症加减

1. 如果患儿出现咳嗽症状，可以加清肺经 2 分钟，清肝经 2 分钟，推掌横纹 3 分钟。

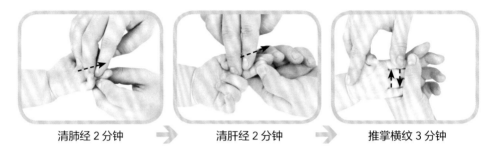

清肺经 2 分钟 ➡ 清肝经 2 分钟 ➡ 推掌横纹 3 分钟

2. 如有发热 38℃以下，加清天河水 5～10 分钟，半小时到 1 小时后未退热可每隔 1 小时重复操作。

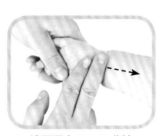

清天河水 5～10 分钟

3. 如发热 38.5℃以上，加退六腑 5～10 分钟，半小时到 1 小时后未退热可每隔 1 小时重复操作。

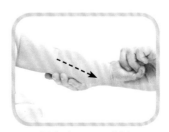

退六腑 5～10 分钟

4. 咳嗽痰多无热，加推四横纹 3 分钟，按揉足三里、丰隆各 2 分钟。

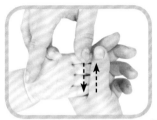
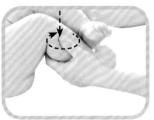
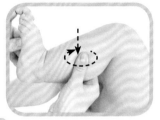

推四横纹 3 分钟 　➡　 按揉足三里 2 分钟 　➡　 按揉丰隆 2 分钟

》 操作**疗程**

方法一用于日常保健的每天进行 1
次，流感严重流行时，可增加 1 次。7 次
为一个疗程，休息 2～3 天后再做下个疗
程。一般经过 2～3 个疗程，患儿复感的间
隔时间有所延长，即使复感的症状相对较
轻，经过推拿基本可以治愈，也说明患儿
的抵抗力明显增强。

如果是复感中，方法二可以一天操作
3～5 遍均可，一般的感冒症状鼻塞、流
涕、发热 38℃以下，基本上经过 2～3 次
的推拿可以痊愈。

小贴士

本保健手法具有预防
感冒、支气管炎等作
用，长期按摩可增强
孩子的抵抗力，调节
免疫机制，提高抗感
冒能力。

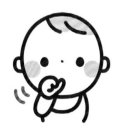

家长日常调护

1. 避免剧烈运动，适当地晒太阳及适量地活动。
2. 汗出后宜及时擦拭，切忌吹风。
3. 减少在人群密集地活动，远离传染源。

小贴士

- ✓ 有的易感儿出汗多，卫表不固，因此注意及时擦汗。
- ✓ 有的易感儿平素手脚凉，可于每晚睡前泡脚，以微微出汗为度。
- ✓ 有的易感儿有内热重、便秘的情况，那么平素应加强饮食的调节，减少高脂肪、高蛋白的饮食，增加蔬菜、水果及粗纤维食物，同时做到睡前空腹 3～4 个小时。

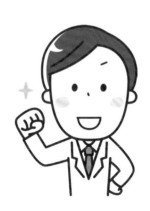

四、营养不良儿童保健推拿法

请扫描书中二维码，
观看"营养不良儿童保健推拿法"

营养不良保健推拿法主要用于不爱吃饭或者进食后消化不好的宝宝。这类宝宝多表现出发育迟缓，抵抗力降低，容易生病。通过推拿调理，可明显改进患者的消化吸收功能，进而改善营养状况，达到保健的作用。

>> 宝宝日常表现

1. 体重不增甚至减轻。
2. 体温低、吃饭少。
3. 易患并发症，特别是消化不良及感染。
4. 皮肤干燥、苍白、失去弹性。
5. 发育迟缓。

>> 专家的叮嘱

中医认为胃主受纳，脾主运化，是小儿赖以摄取营养，使机体正常生长发育的主要脏腑。但由于小儿脏腑形态及功能均未发育成熟，消化吸收功能也较弱，因而有宝宝"脾常不足"之说。加之小儿寒暖不能自调，饮食不能自我控制，容易为饮食所伤，导致脾胃功能失调，消化吸收功能减弱，进一步发展还会影响肺、肾等其他脏腑功能，使小儿正常生长和发育受到影响。

同时因为宝宝生长发育比较快，对营养物质的需求也较成人更为迫切，脾胃的负担相对也较重，因此注意调理脾胃，使其正常运转是儿童健康成长的基本保证。

➤➤ 保健推拿处方

主穴: 补脾经 3 分钟 ➔ 补肾经 2 分钟 ➔ 揉板门 2 分钟 ➔ 运内八卦 2 分钟 ➔ 揉足三里 2 分钟 ➔ 推四横纹 2 分钟 ➔ 分腹阴阳 50 次 ➔ 捏脊 7 ~ 10 遍。

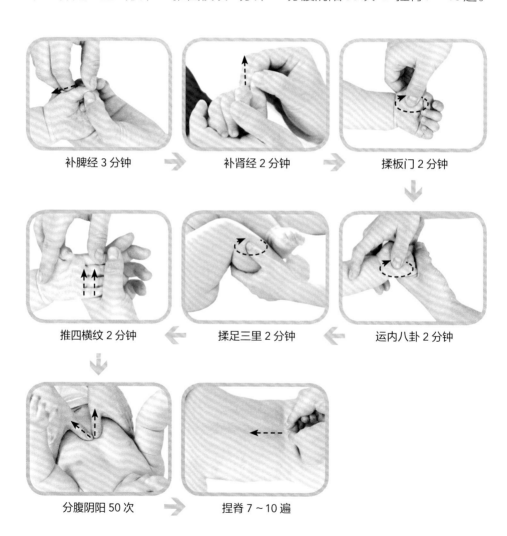

补脾经 3 分钟 　　 补肾经 2 分钟 　　 揉板门 2 分钟

推四横纹 2 分钟 　　 揉足三里 2 分钟 　　 运内八卦 2 分钟

分腹阴阳 50 次 　　 捏脊 7 ~ 10 遍

》》**随症**加减

1. 伴便秘加按揉二马2分钟，揉膊阳池2分钟，摩腹5分钟，揉天枢2分钟。

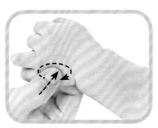

按揉二马2分钟

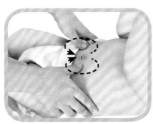 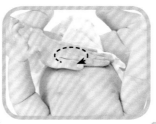 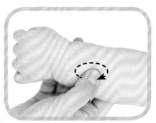

揉天枢2分钟　　　　摩腹5分钟　　　　揉膊阳池2分钟

2. 伴随手足发凉加推三关3分钟，摩丹田3分钟，擦腰骶透热为度。

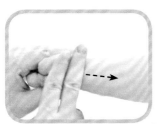 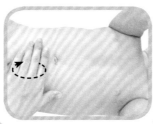 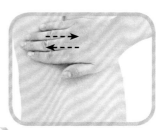

推三关3分钟　　　　摩丹田3分钟　　　　擦腰骶透热为度

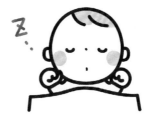

3. 伴随大便中长期夹杂不消化食物或食入即便，大便量多，宜多推、久推脾经 5～10 分钟，补大肠 3～5 分钟。

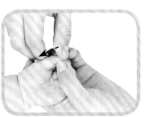
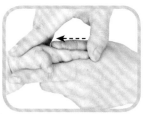

久推脾经 5～10 分钟 ➡ 补大肠 3～5 分钟

操作疗程

上法每天操作 1 遍，15 天为 1 疗程，每一疗程结束后可休息 3～5 天，然后再进行下一个疗程。推拿 4～5 个疗程后，在进食、体重增加等方面会逐步改善，长期推拿可促进孩子的生长发育，增强体质。

小贴士 应用营养不良儿童保健推拿法能平衡阴阳，促进宝宝智力开发，使宝宝身心健康、精神愉快，并对宝宝"五迟"（立迟、行迟、发迟、齿迟、语迟），"五软"（头项软、口软、手软、足软、肌肉软）等属小儿发育障碍或发育迟缓有一定的治疗作用。

家长日常调护

1. 初期饮食物宜以清淡易消化吸收为主，逐渐增加高蛋白、高营养食物的摄入，同时营养均衡。
2. 适当地晒太阳，进行户外活动。

小贴士 先天不足，发育迟缓，往往是由肾虚而导致的，为此补肾和健脾一样，也是很重要的一环，健脾可充肾之精气，补肾气又能助脾运化。

五、低体重儿童保健推拿法

请扫描书中二维码，
观看"低体重儿童的保健推拿法"

低体重儿童保健推拿法主要是针对出生体重不足 2500 克的宝宝。主要由于早产、胎儿营养物质吸收较差等原因导致新生儿出生时体重过低。通过推拿调理，可增加新生儿肌肉及肢体的活动量，致使婴儿的新陈代谢增加，从而促进糖原、脂肪、蛋白质的合成而增加其体重，同时还可促进神经系统、运动系统的发育和改善情感行为等。

宝宝日常表现

婴儿的生长缓慢，各项生长发育指标（头围、前囟、皮下脂肪厚度、体重、身长）明显低于正常标准。

消化道功能不成熟，往往出现胃动力不足，饮食减少、大便不调。胃肠耐受性差，呕吐、胃潴留、体重不增。严重者可影响神经系统发育和肢体运动协调。

专家的叮嘱

新生儿凡出生体重不足 2500 克者，不论胎龄大小、成熟度如何，均称为低出生体重儿。低出生体重儿的发病率和病死率较正常足月儿相比高 10 ~ 20 倍，故属于高危儿。小儿推拿疗法针对此类患儿具有明显的改善症状的作用，具有补益气血、健脾和胃的作用。因此，早期干预，积极进行推拿保健可以促进新生儿的生长发育，降低各种继发病的风险。

≫ 保健推拿处方

主穴： 补脾经 5 分钟 ➡ 补肾经 3 分钟 ➡ 揉二马 3 分钟 ➡ 摩腹 80 ~ 100 次 ➡ 按揉双侧足三里各 2 ~ 3 分钟 ➡ 捏脊 10 ~ 20 遍。

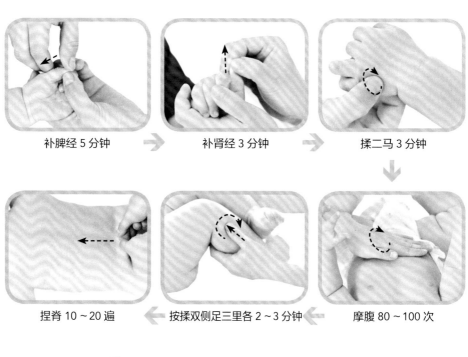

补脾经 5 分钟　　　　补肾经 3 分钟　　　　揉二马 3 分钟

捏脊 10 ~ 20 遍　　　按揉双侧足三里各 2 ~ 3 分钟　　　摩腹 80 ~ 100 次

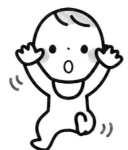

随症加减

1. 头颅发育不良出现头颅较小或睡眠不安、夜晚易哭闹较甚者，加摩囟门 3 分钟。

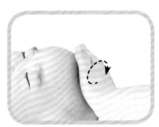

摩囟门 3 分钟

2. 颈项部及躯干肢体部肌肉较软，出现竖头或转动能力不足及肢体运动较少者，加抚摩头颈部 20 ～ 30 遍；伸展和屈曲四肢关节各 5 ～ 10 次。

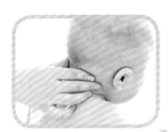

抚摩头颈部 20 ～ 30 遍 →

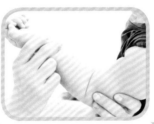

伸展和屈曲四肢关节各
5 ～ 10 次 →

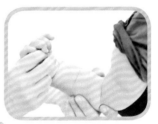

伸展和屈曲四肢关节各
5 ～ 10 次

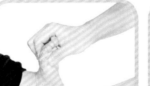

伸展和屈曲四肢关节各
5 ～ 10 次 ←

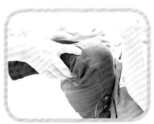

伸展和屈曲四肢关节各
5 ～ 10 次

≫ 操作疗程

上法每天操作 1 遍，15 天为 1 疗程，每一疗程结束后可休息 3～5 天，然后再进行下一个疗程。推拿 4～5 个疗程后，宝宝在进食、体重增加等方面会逐步改善，长期推拿可促进孩子的生长发育，增强体质。

小贴士

- ✓ 推拿手法操作以轻柔为佳，使用充足的推拿介质，以免损伤患儿皮肤。
- ✓ 可根据患儿的耐受程度，对手法的治疗量以及每日的治疗次数进行灵活调整。
  如：对于身体耐受性较弱的小儿，可根据其具体情况，减少单次手法的刺激量，缩短治疗时间，增加每日的治疗次数。
- ✓ 推法操作时，补为向心方向，频率为每分钟 200～300 次，力度较轻仅至皮肤；揉、摩法操作方向顺、逆时针左右同数，频率为每分钟 50～80 次，力度稍沉，揉法的力量应渗透到肌肉；抚摩头颈部以自上向下轻轻抚摩；四肢关节活动时幅度应逐步增加，在关节活动范围内进行；捏脊操作应自下而上，提捏皮肤手法不宜过重，捻动前进。如手法的操作方向错误可能会造成消化不良、腹泻、便秘等不良反应；若揉、按、运动关节类手法较重还会造成皮肤、筋肉甚至骨关节损伤。

≫ 家长日常调护

1. 提倡尽早开奶或早期胃肠喂养。
2. 喂养方式以微量胃肠喂养为主。
3. 加强小儿肢体关节的主动及被动运动，促进全身气血循环，促进骨骼、肌肉生长。

小贴士

加强调护对促进低体重儿生长，脱离危险期十分必要，密切观察其运动轨迹。

六、动感失调儿童保健推拿法

请扫描书中二维码，
观看"动感失调儿童保健推拿法"

动感失调儿童保健推拿法主要是针对智力正常或基本正常，因神经系统损伤而出现行为障碍性疾病的儿童。通常以 5～12 岁的儿童为主要施术对象。这类儿童常出现自主运动障碍、注意力缺陷、过动及容易冲动，情绪改变。

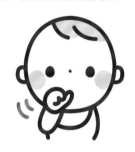

通过推拿调理手法对儿童体表经络腧穴进行恰当刺激，调整患儿的阴阳平衡，恢复他们的正常发育，使其临床症状逐步消失。

》》宝宝日常表现

1. 注意力不集中、多动、冲动、人际关系不良、学习能力障碍等情绪障碍。
2. 行动笨拙且不协调、平衡力差、手中持物经常掉落等行为障碍。

》》专家的叮嘱

本病的病因尚未明确，目前比较一致的观点认为早产或剖宫产以及爬行不足是诱发本病的常见原因。患儿的临床表现也多种多样且症状轻重不一，儿童在语言、交流以及感知觉、运动协调、生活自理等方面较正常儿童发育缓慢。如伴有感觉统合失调者造成前庭平衡失调，触觉学习不足等障碍。

≫ 保健推拿处方

主穴： 拇指点按百会及四神聪各 50~100 次 ➜ 开天门、推坎宫 2 分钟 ➜ 揉太阳 2 分钟 ➜ 拿肩井 5~10 次 ➜ 五指拿头部五经 30 次 ➜ 分手阴阳 1 分钟 ➜ 揉总筋 2 分钟 ➜ 摩腹 4 分钟 ➜ 按揉双侧足三里 3 分钟 ➜ 捏脊 7~10 次。

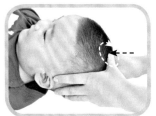

点按百会 50~100 次 ➜

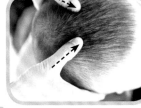

点按四神聪 50~100 次 ➜

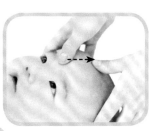

开天门 2 分钟

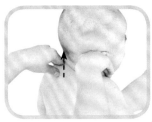

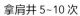

拿肩井 5~10 次 ⬅

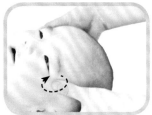

揉太阳 2 分钟 ⬅

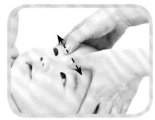

推坎宫 2 分钟

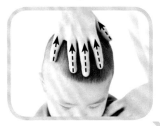

五指拿头部五经 30 次 ➜

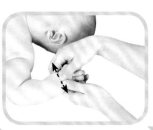

分手阴阳 1 分钟 ➜

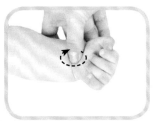

揉总筋 2 分钟

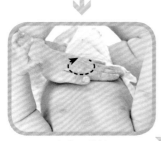

摩腹 4 分钟

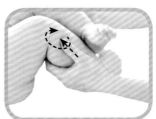

按揉双侧足三里 3 分钟

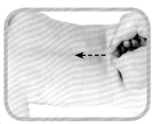

捏脊 7~10 次

随症加减

1. 儿童情绪多变，接受理解能力差，学习成绩低下，动作缓慢不灵活者，加用补脾经 3 分钟；清肝经 3 分钟；清心经 2 分钟；补肾经 2 分钟；点按双侧心俞、肝俞、脾俞各 50～100 次。

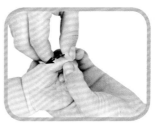

补脾经 3 分钟

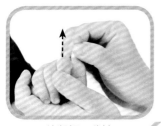

补肾经 2 分钟

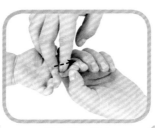

清心经 2 分钟

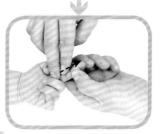

清肝经 3 分钟

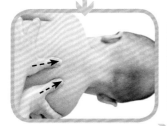

点按双侧心俞

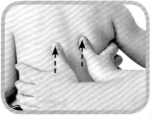

点按双侧肝俞

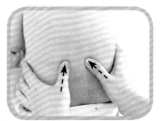

点按双侧脾俞 50～100 次

2. 易激动，注意力不集中，多小动作，性情执拗，贪玩者，加用清肝经 3 分钟；清心经 3 分钟；捣小天心 3 分钟；揉二马 2 分钟；点按合谷 50 次；点按双侧曲池 50 次；补肾经 2 分钟。

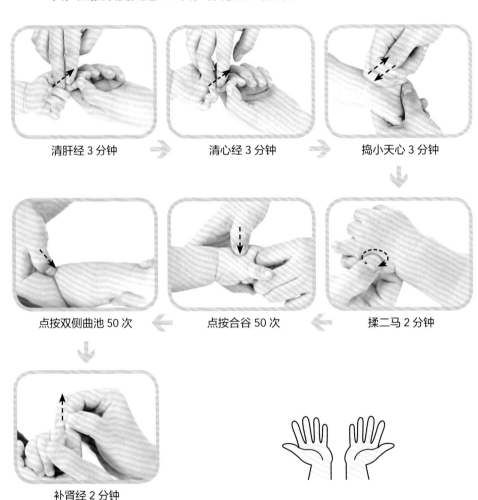

清肝经 3 分钟 → 清心经 3 分钟 → 捣小天心 3 分钟

点按双侧曲池 50 次 ← 点按合谷 50 次 ← 揉二马 2 分钟

补肾经 2 分钟

操作疗程

　　以上操作每天 1 次，每次 25～35 分钟，10 次为一疗程；疗程间隔 1 周。推拿 2～3 个疗程后，孩子在动作的平衡协调能力会逐渐改善，无意动作逐渐减少。

小贴士

本病宜早期且长期进行推拿保健，最佳治疗年龄为 3～12 岁。每一疗程结束时需作一次评估，注意观察儿童的各项表现，以便及时修改治疗方案。推法操作时重点注意以下原则：

（1）补为向心方向，泻为离心方向，频率为每分钟 200～300 次，力度较轻仅至皮肤。

（2）揉、摩法操作方向顺、逆时针左右同数，频率为每分钟 50～80 次，力度稍沉，揉法的力量应渗透到肌肉。

（3）拿头部五经以五指指端拿按于五条经脉自前向后移动，中指定于正中线督脉，食指及无名指定于两侧膀胱经，小指及拇指定于两侧胆经，捏拿时力量朝向内下方，力度较重。

（4）捏脊操作应自下而上，提捏皮肤手法不宜过重，捻动前进。

手法操作时，应严格按照补泻方向进行，以免引起不良反应，手法力度适中，做到轻而不虚浮，重而不滞涩。初起治疗时或操作不熟练可适当减缓频率、延长治疗时间，也可收到较好的疗效。另外，除长期进行推拿保健外，还应引导儿童更多参与集体训练，并积极配合音乐治疗、心理疏导等其他治疗方法。尽早尽快地消除各种行为情绪障碍对孩子成长的不利影响。

家长日常调护

1. 加强营养，合理饮食。

2. 多做户外活动，增强体质，充旺精神。

3. 重视儿童的兴趣，积极发挥其主动性。

4. 注意心理疏导，对其行为适当增加肯定。

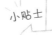

护养不当对本病的康复及儿童后期的行为习惯具有极大的影响。如儿童活动空间太小、对儿童的要求过严或过于放任，保护过度或娇宠溺爱，造成身体操作能力缺乏等，另外妊娠期内，孕妇的情绪、身体状况以及儿童父母的性情、日常行为均会对孩子产生巨大而深远的影响。

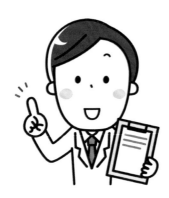

七、哮喘儿童保健推拿法

请扫描书中二维码，
观看"哮喘儿童保健推拿法"

哮喘儿童保健推拿法主要用于反复发作哮喘的患儿。中医认为反复发作哮喘的患儿是由于肺、脾、肾三脏功能不足，以及感受外邪，接触异物、异味及嗜食咸酸所致的一种以哮鸣气喘反复发作为主要表现的肺系疾病。通过推拿手法对体表经络腧穴进行刺激，宣肺、健脾、补肾，调整小儿肺脾肾脏腑功能，消除伏痰夙根，增强体质。一般以1～6岁年龄段为宜。

>> 宝宝日常表现

常常突然发病，发作时喉间痰鸣，呼吸急促，甚至呼吸困难，喘息抬肩，不能平卧，常反复发作。

>> 专家的叮嘱

哮喘是呼吸系统常见多发的慢性病。其病因很多，包括外界和人体内在两个方面。外在主要因素是感染和某种有害物质的长期刺激，内在因素主要是过敏体质。哮喘儿童平素体质较弱，常因气候转变、受凉，或接触某些过敏物质等因素而发病。发作多在清晨或夜间，发作时烦躁不安，气急，气喘，不能平卧。常突然发病，发作之前，多有喷嚏、咳嗽等先兆症状。哮喘发作时，可以根据临床症状取穴，在一定程度上改善或控制哮喘的发作症状；哮喘缓解期，推拿治疗时应以改善身体素质、调整机体状态为主，增强儿童的抗病能力。

保健推拿处方

❖ 发作期主穴

揉掌小横纹 2 分钟 ➡ 运内八卦 2 分钟 ➡ 二马穴 3 分钟 ➡ 开天门 2 分钟 ➡ 推坎宫 2 分钟 ➡ 按揉定喘穴 3 分钟 ➡ 搓摩胁肋 30 ~ 50 次 ➡ 擦肺俞至局部发热。

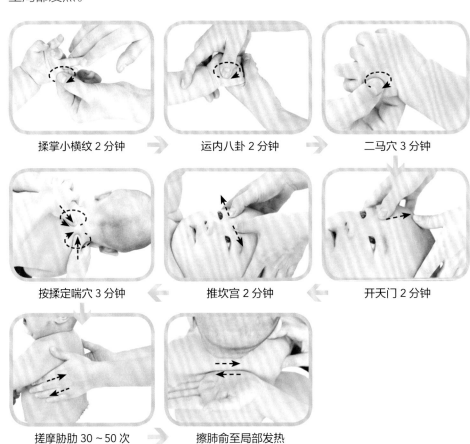

揉掌小横纹 2 分钟 ➡ 运内八卦 2 分钟 ➡ 二马穴 3 分钟

按揉定喘穴 3 分钟 ⬅ 推坎宫 2 分钟 ⬅ 开天门 2 分钟

搓摩胁肋 30 ~ 50 次 ➡ 擦肺俞至局部发热

❖ **缓解期主穴**

　　补脾经 2 分钟 ➡ 补肾经 2 分钟 ➡ 清肺经 2 分钟 ➡ 清肝经 2 分钟 ➡ 运内八卦 2 分钟 ➡ 按揉双侧足三里 3 分钟 ➡ 按揉双侧丰隆各 3 分钟 ➡ 擦肺俞至局部发热。

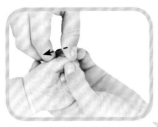

补脾经 2 分钟

补肾经 2 分钟

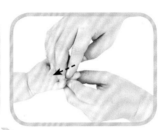

清肺经 2 分钟

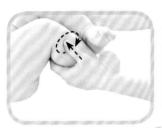

按揉双侧足三里 3 分钟

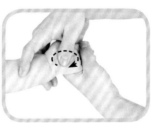

运内八卦 2 分钟

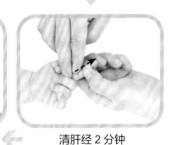

清肝经 2 分钟

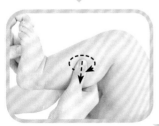

按揉双侧丰隆 3 分钟

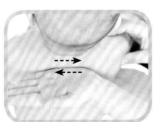

擦肺俞至局部发热

》》随症加减

1. 咳痰清稀色白呈泡沫样、四肢不温者，加推上三关 2 分钟；揉外劳宫 3 分钟。

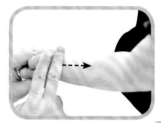
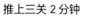

推上三关 2 分钟 ➡ 揉外劳宫 3 分钟

2. 伴口干、咽红、苔黄、痰色黄稠、大便干结者，加清天河水 3 分钟；退六腑 2 分钟；揉膊阳池 5 分钟；推脊 10 次。

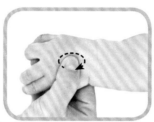

清天河水 3 分钟

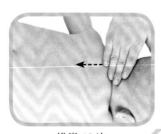
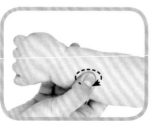
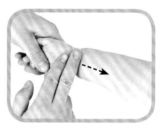

推脊 10 次 ⬅ 揉膊阳池 5 分钟 ⬅ 退六腑 2 分钟

3. 伴气短懒言、语言低微、平素易于感冒者，加按揉肺俞、脾俞、肾俞各3分钟、捏脊5~7遍。

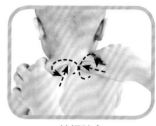

按揉肺俞

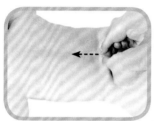

捏脊5~7遍

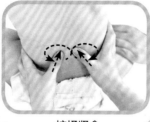

按揉肾俞

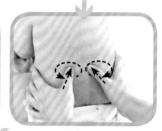

按揉脾俞

》》 操作疗程

以上操作每天1次，每次25~35分钟，20次为一疗程；每疗程间隔2~3天。推拿操作一般宜在早晨或晚睡前进行，且操作时保持室内温度适中，避免着凉。

每一疗程结束时需作一次评估，注意观察儿童的各项表现，根据病情及时修改治疗方案。

小贴士

- 本病发作期选穴主要以改善临床症状为主，手法操作宜稍重。
- 缓解期选穴主要以调整脏腑为要。
- 此类儿童宜早期且长期进行推拿保健，年龄越小，治疗效果越好。另外，除长期进行推拿保健外，家长还应引导儿童参加日常活动和体育锻炼以增强体质。对于不同年龄段的患儿，在推拿次数和力度上应酌情调整。操作中应注意取穴的准确性及手法的正确性。

（1）在哮喘发作期，应积极就医，此时推拿操作起辅助治疗。

（2）在哮喘缓解期，推拿操作可作为首选的防治手段。

一般推拿1~2个疗程后，哮喘的发作次数会逐渐减少，两次哮喘发作间隔时间会逐渐延长。经一个疗程推拿操作后，若哮喘临床症状好转、患儿抗病能力增强可进行下一疗程操作；推拿不正确时可能没有治疗效果，若临床症状未见好转时应及时就医。

家长日常调护

1. 避免接触过敏原。
2. 注意气候影响，做好防寒保暖工作。
3. 加强运动，增强体质，提高免疫力。
4. 加强营养，合理饮食。

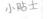
小贴士

1. 调护在这类保健治疗中具有特别重要的意义，良好的护理可以起到事半功倍的作用，作为患儿的家长一定要重视平时的调护。
2. 对反复发作哮喘的患儿应重视缓解期的推拿保健，通过调整儿童体质，减少哮喘的发作次数及发作的严重程度。
3. 重视平时的预防，积极治疗和清除感染病灶，避免各种诱发因素如吸烟、冰冷饮料、气候突变等。注意气候影响，做好防寒保暖工作，冬季外出防止受寒。尤其气候转变或换季时，要预防外感诱发哮喘。

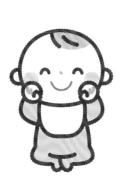

八、鼻炎儿童保健推拿法

请扫描书中二维码，
观看"鼻炎儿童保健推拿法"

鼻炎儿童保健推拿法主要用于以长期鼻塞、流涕为主要特征的慢性鼻病宝宝。一般以 1～5 岁年龄段为宜。通过推拿，行气活血，化痰散结以宣肺通窍止涕。

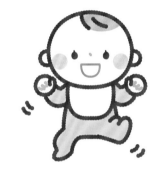

宝宝日常表现

交替性、间歇性、持续性鼻塞，流涕，喷嚏，鼻痒，可伴有嗅觉减退、耳鸣、流泪、咳嗽，甚则头痛、眩晕、低热等症状。

专家的叮嘱

鼻炎分为过敏性鼻炎和慢性鼻炎。过敏性鼻炎是人体对某种物质的变态反应在鼻部的表现，与季节、家族史及接触过敏原有关。慢性鼻炎是指鼻腔黏膜及黏膜下层的慢性炎症。中医学认为鼻炎是由于外感或热邪壅肺使肺气不宣，肺气闭塞所致。小儿推拿是防治鼻炎的有效手段和值得推广的方法，平素的调护可以起到事半功倍的作用，应积极预防感冒，一旦感冒应及时治疗，防止鼻炎的发生。

>> 保健推拿处方

主穴： 开天门 2 分钟 → 推坎宫 2 分钟 → 揉太阳 2 分钟 → 揉迎香 2 分钟 → 清肺经 3 分钟 → 清肝经 2 分钟 → 揉一窝风 3 分钟 → 按揉双侧足三里各 3 分钟 → 黄蜂入洞 3 分钟 → 擦肺俞至局部发热。

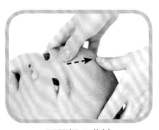

开天门 2 分钟

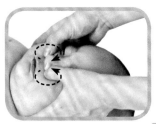

揉迎香 2 分钟

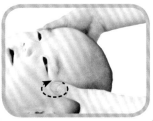

揉太阳 2 分钟

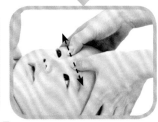

推坎宫 2 分钟

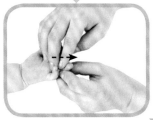

清肺经 3 分钟

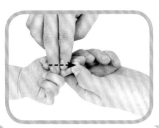

清肝经 2 分钟

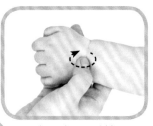

揉一窝风 3 分钟

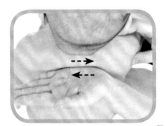

擦肺俞至局部发热

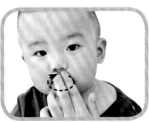

黄蜂入洞 3 分钟

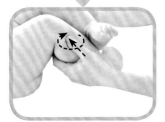

按揉双侧足三里各 3 分钟

》》 **随症**加减

1. 流涕色黄而稠者，加清天
河水 3 分钟。

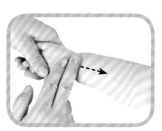

清天河水 3 分钟

2. 流涕色白清稀、鼻塞者，
加推上三关 2 分钟。

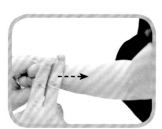

推上三关 2 分钟

3. 鼻涕量多，或稀或黏，腹胀便溏者，加补肾经 2 分钟；补脾经 5 分钟；
顺运内八卦 2 分钟。

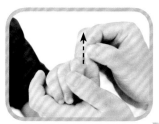 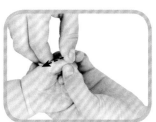 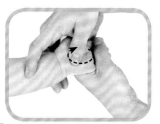

补肾经 2 分钟　　　　　补脾经 5 分钟　　　　　顺运内八卦 2 分钟

操作疗程

以上操作每天 1 次，每次 25～35 分钟，20 次为一疗程；每疗程间隔 2～3 天。鼻炎推拿操作一般宜在晚睡前进行。

每一疗程结束时注意观察儿童鼻炎的各项临床症状有无改善，根据病情及时修改治疗方案。推拿 1～2 个疗程后，鼻塞、流涕等鼻部不适症状会有改善。经一个疗程推拿操作后，若鼻塞、流涕等临床症状好转可进行下一疗程操作；此类患儿推拿不正确时可导致孩子症状改善不明显，不会加重病情。

小贴士

鼻炎儿童在平时应以调节体质、缓解临床症状为主，在平时多推拿开天门、推坎宫、揉迎香、黄蜂入洞等穴位，有利于保持鼻腔通畅、干燥。**对于此类患儿，其头部穴位的操作非常重要**，但实际操作中患儿多不愿配合，家长应在推拿前做好沟通。在推拿次数和力度上应酌情调整。年龄大、病程长的患儿，在推拿时间应适当延长，从而提高治疗效果。操作中应注意取穴的准确性及手法的正确性。

家长日常调护

1. 保持鼻腔清洁，戒除挖鼻等不良习惯。

2. 找出致病的过敏原，设法避免接触。

3. 改善周围生活环境，避免吸入刺激性的气体，如粉尘、烟雾等。

4. 如有鼻腔畸形或病变时，应及时到医院进行矫治。

5. 加强运动，增强体质。

6. 饮食宜清淡易消化，忌食辛辣厚味之品，避免食用鱼虾、海味、牛乳、蛋类等食物。

九、多汗儿童保健推拿法

请扫描书中二维码，
观看"多汗儿童保健推拿法"

多汗儿童保健推拿法主要用于平时以出汗较多，甚至大汗淋漓为特征的儿童。一般以 1～5 岁年龄段为宜。通过推拿，使小儿阴阳调和，肺脾功能强健以固表止汗。

▶▶ 宝宝日常表现

此类患儿常常表现在安静状态下及正常环境中，全身或局部出汗过多，或时时汗出，动则益甚，甚则大汗淋漓。常伴面色㿠白，肢体欠温，气短乏力，恶寒恶风等。

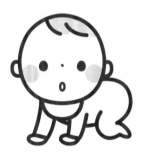

▶▶ 专家的叮嘱

小儿在日常生活中，较成人容易出汗。若因天气炎热，或衣被过厚，或喂奶过急，或激烈运动，出汗增多，而无其他不适者，不属于病态。

中医学认为本病的形成是由于营卫不和、脾肺气虚、胃热炽盛等因素导致卫气不固，津液外泄而出现汗出异常的症状。多汗儿童多见于反复呼吸道感染的小儿，多由体虚所致，故在平时推拿应以调整体质为主。

多汗可分为自汗和盗汗，盗汗表现为睡中汗出，醒时汗止；自汗表现为不分昼夜，无故出汗者。推拿具有补益脾肺，调和营卫的作用。

》》 保健推拿处方

主穴：补脾经 3 分钟 ➡ 补肺经 3 分钟 ➡ 补肾经 2 分钟 ➡ 揉肾顶 5 分钟 ➡ 揉二马 3 分钟 ➡ 捏脊 5~7 遍。

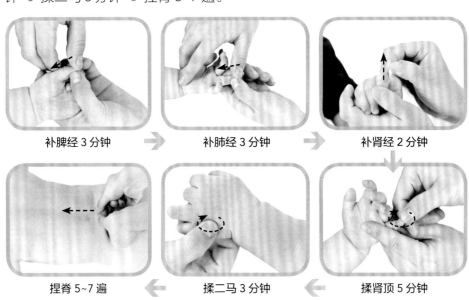

补脾经 3 分钟 ➡ 补肺经 3 分钟 ➡ 补肾经 2 分钟

捏脊 5~7 遍 ⬅ 揉二马 3 分钟 ⬅ 揉肾顶 5 分钟

》》 随症加减

1. 汗出以头部上肢为重，活动后汗出更甚者，加分手阴阳 300 次、推上三关 3 分钟、按揉足三里 3 分钟。

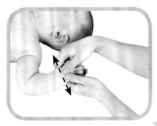

分手阴阳 300 次 ➡

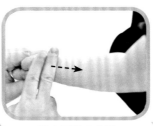

推上三关 3 分钟 ➡

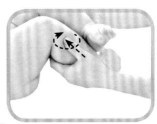

按揉足三里 3 分钟

2. 自汗出、恶寒、食欲差者，加开天门、推坎宫、揉太阳、揉耳后高骨各 2 分钟；清肺经 3 分钟；清肝经 3 分钟。

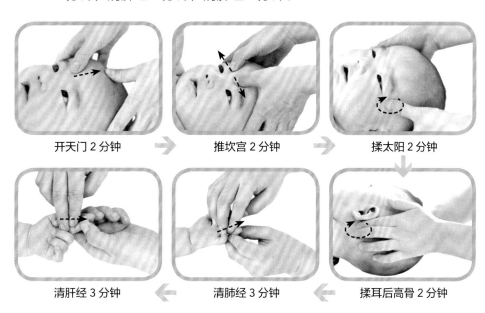

开天门 2 分钟	推坎宫 2 分钟	揉太阳 2 分钟
清肝经 3 分钟	清肺经 3 分钟	揉耳后高骨 2 分钟

3. 盗汗，常伴自汗，身体消瘦，手足心热者，加补肾经 3 分钟；推上三关 3 分钟；按揉三阴交 3 分钟。

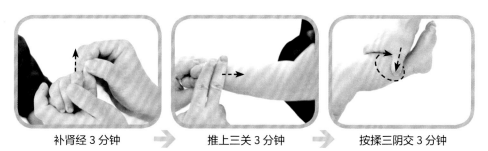

补肾经 3 分钟	推上三关 3 分钟	按揉三阴交 3 分钟

操作疗程

以上操作每天 1 次，14 次为一疗程，每疗程间隔 2～3 天。每一疗程结束时注意观察儿童平时汗出情况，根据病情及时修改治疗方案。推拿 1～2 个疗程后，儿童汗出症状会有所改善。经一个疗程推拿操作后，若汗出症状好转可进行下一疗程操作；此类患儿推拿不正确时可导致孩子症状改善不明显。对于不同年龄段的患儿，在推拿次数和力度上应酌情调整。操作中应注意取穴的准确性及手法的正确性。推拿时应注意保持室内温度适中，避免着凉。

家长日常调护

1. 应勤换衣被，保持皮肤干燥。
2. 不要直接吹风，以免发生感冒或其他病变。
3. 忌食辛辣厚味之品。
4. 加强运动，增强体质。
5. 对于大汗淋漓的患儿，应及时到医院诊治，以免发生虚脱等危险情况。

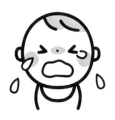

小贴士

✓ 推拿时应根据引起多汗的病因选穴治疗。除推拿外，应鼓励小儿进行适量的户外活动和体育锻炼，增强体质；家长特别应注意病后调理，可适当的配合食疗法。

✓ 值得注意的是对于出汗时间较长的患儿，应排除环境、活动等客观原因及因佝偻病、风湿热、结核病等疾病引起的出汗。临床应注意鉴别，及时明确诊断，以免延误治疗。小儿多汗，若未及时拭干，易于着凉，也会造成呼吸道感染。调护在这类保健治疗中有重要的意义，对于多汗小儿，应加强日常调护。

十、厌食儿童保健推拿法

请扫描书中二维码，
观看"厌食儿童保健推拿法"

厌食儿童保健推拿法主要用于以较长时间厌恶进食，食量减少为特征的儿童。一般以1~6岁年龄段为宜。通过推拿，使小儿脾胃功能强健，增进食欲，强壮身体，促进发育。

宝宝日常表现

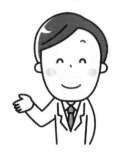

长时间食欲下降，饮食量减少，身体瘦弱。

专家的叮嘱

平时一些孩子除食欲不振外，一般无其他明显不适。厌食可导致消瘦，身长、体重不够正常儿童的生长发育标准，如不纠正就会继发营养不良、贫血等。

中医学认为小儿脾胃功能薄弱，如果过食生冷、肥腻的食物，或进食不定时、饥饱无度等，都可以损伤脾胃，导致厌食。喂养不当是引起小儿厌食最常见的原因，故合理喂养在厌食儿童的推拿治疗中显得尤为重要。

对于不同年龄段的小儿，在喂养食物种类选择、饮食量、喂养时间及次数上均有所不同，家长应根据小儿自身情况酌情调整。在推拿治疗时，家长应严格控制小儿饮食，纠正不良的饮食习惯，如此方能取效。推拿治疗小儿厌食有显著的疗效，以健脾和胃为原则。

>> 保健推拿处方

主穴：补脾经 3 分钟 ➔ 揉板门 2 分钟 ➔ 运内八卦 3 分钟 ➔ 摩腹 3 分钟 ➔ 分腹阴阳 30~50 次 ➔ 捏脊 5~7 遍 ➔ 按揉脾俞、胃俞各 3 分钟。

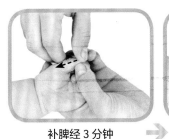

补脾经 3 分钟

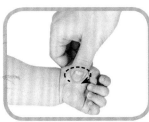

揉板门 2 分钟

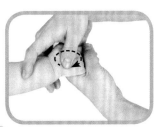

运内八卦 3 分钟

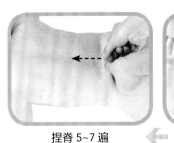

捏脊 5~7 遍

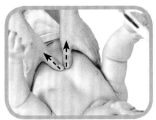

分腹阴阳 30~50 次

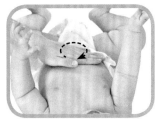

摩腹 3 分钟

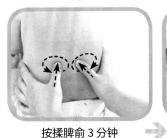

按揉脾俞 3 分钟

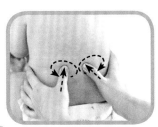

按揉胃俞 3 分钟

随症加减

1. 若食欲缺乏，伴胸脘痞闷，嗳气泛恶，大便不调者加清胃经3分钟，推四横纹3分钟。

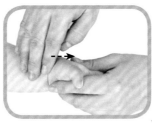

清胃经 3 分钟

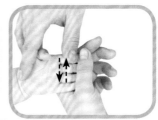

推四横纹 3 分钟

2. 若食欲缺乏，伴面色少华，大便稀夹有不消化食物者加推上三关3分钟，揉中脘2分钟。

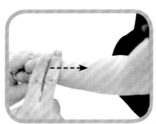

推上三关 3 分钟

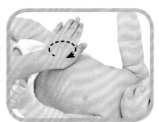

揉中脘 2 分钟

3. 若食欲缺乏，伴手足心热，大便偏干，小便短黄者加清胃经3分钟，揉二马3分钟，揉涌泉3分钟。

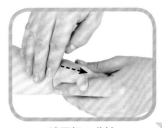

清胃经 3 分钟

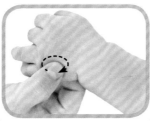

揉二马 3 分钟

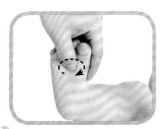

揉涌泉 3 分钟

操作疗程

以上操作每天 1 次，14 次为一疗程；每疗程间隔 2～3 天。厌食推拿操作一般宜在空腹时进行。

每一疗程结束时对患儿的饮食及其他情况进行评估，根据病情及时修改治疗方案。推拿 1 个疗程后，患儿的食欲会有改善。经一个疗程推拿操作后，若食欲有所好转可进行下一疗程操作；年龄大、病程长的患儿，推拿时间应适当延长，从而有助于提高治疗效果。操作中应注意取穴的准确性及手法的正确性。此类患儿推拿不正确时可导致孩子症状改善不明显，不会加重病情。

家长日常调护

1. 掌握正确的喂养方法，饮食起居按时、有度，做到饭前勿食糖果饮料，夏季勿贪凉饮冷。
2. 遵照"胃以喜为补"为原则，不要强迫进食，从小孩喜欢的食物着手。
3. 加强运动，增强体质。

小贴士

正确合理的喂养方式对厌食儿童尤为重要，根据不同年龄给予富含营养、易于消化、品种多样的食品。出现食欲缺乏症状时，要及时查明原因，采取针对性治疗措施。对病后胃气刚刚恢复者，要逐渐增加饮食，切勿暴饮暴食而致脾胃复伤。注意精神调护，培养良好的性格，教育孩子要循循善诱，切勿训斥打骂，变换生活环境要逐步适应，防止惊恐恼怒等情志因素损伤脾胃功能。

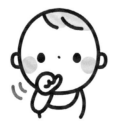

十一、尿床儿童保健推拿法

请扫描书中二维码，
观看"尿床儿童保健推拿法"

尿床儿童保健推拿法主要用于 3 周岁以上小儿睡中小便自遗，醒后方觉的一类病症。通过推拿，可以使小儿增强肾气，补益脾气，具有温化固摄膀胱、健脾益气的作用。

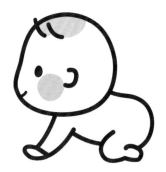

▷▷ 宝宝日常表现

为每夜或隔几天发生尿床，甚则一夜尿床数次。可伴有睡眠较沉、不易唤醒、面白神怯、懒言少动、智力减退、饮食无味等症状。

▷▷ 专家的叮嘱

本病发病率较高，约占学龄前和学龄儿童的 5% ~ 12%，以 3 ~ 10 岁的小儿较多见。若因白天游戏过度、过度疲劳、睡前饮水过多，而引起的暂时性遗尿，或偶发一两次遗尿，均不属于病变。本病的预后良好，但如果长期不愈，可使儿童精神抑郁，也会影响身心健康。

》》→ 保健推拿处方

主穴：按揉百会 2 分钟 → 人中 2 分钟 → 夜尿点 2 分钟 → 三阴交 2 分钟 → 按揉丹田（与此同时令患儿鼓起肚子以形成对抗，同时锻炼膀胱憋尿肌）50 次 → 揉肾俞 2 分钟、擦八髎至局部发热。

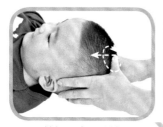

按揉百会 2 分钟

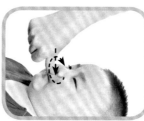

按揉人中 2 分钟

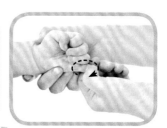

揉夜尿点 2 分钟

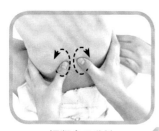

揉肾俞 2 分钟

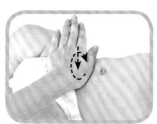

按揉丹田 50 次

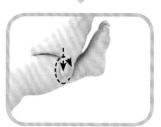

按揉三阴交 2 分钟

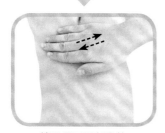

擦八髎至局部发热

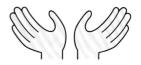

》》随症加减

1. 若面色萎黄，四肢不温者加补脾经 5 分钟，推三关 3 分钟，补肾经 3
分钟。

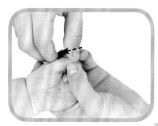

补脾经 5 分钟

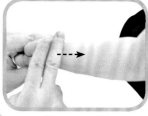

推三关 3 分钟

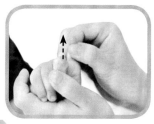

补肾经 3 分钟

2. 若睡眠特别沉者，加按揉人中 2 分钟，四神聪 2 分钟。

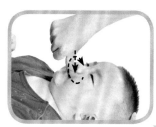

按揉人中 2 分钟

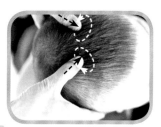

按揉四神聪 2 分钟

3. 若手足心热者加揉二马 2 分钟，揉内劳宫 2 分钟。

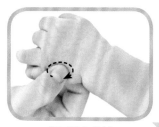

揉二马 2 分钟

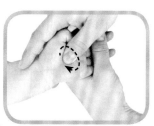

揉内劳宫 2 分钟

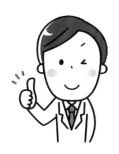

4. 若恶风怕冷者加揉外劳宫 2 分钟，一窝风 2 分钟。

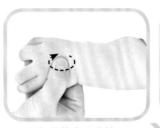 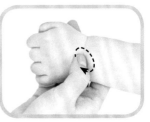

揉外劳宫 2 分钟 ➡ 揉一窝风 2 分钟

》》 操作疗程

　　上法每天操作 1 遍，操作前应排空尿液后进行治疗，7 天为 1 疗程，每一疗程完后可休息 1~2 天，然后再进行下一个疗程。快的一个疗程后就可以夜间有尿自醒去排尿，或睡一宿至早晨起床后排尿，有的虽未痊愈，排尿次数也明显的减少了，经过 2~3 个疗程大部分痊愈，有的慢的可能需要 2 到 3 个月。对于不同年龄段的尿床患儿，在推拿次数和力度上应酌情调整。年龄大，病程长的患儿，在推拿时时间应适当延长，从而提高治疗效果。

》》 家长日常调护

1. 耐心教育引导，树立治疗信心。
2. 适当运动，不过度疲劳。
3. 避免腰部、下肢、足部着凉，冬天应注意保暖。

小贴士

尿床患儿的护理对于治疗疾病很重要，要耐心引导，不斥责小儿，使其克服和消除各种顾虑和精神紧张。白天不要使小儿过度疲劳，傍晚以后少饮水，水果等水分多的食物上午吃。临睡前养成排空小便、作息规律的生活习惯。在小儿经常尿床的时间段以前唤醒小儿，让其有意识地主动排尿，并坚持一段时间。睡觉时、起床后都要注意腰腹部、手脚的保暖。

十二、贫血儿童保健推拿法

请扫描书中二维码，
观看"贫血儿童保健推拿法"

贫血儿童保健推拿法主要用于营养性贫血患儿，患儿体内因缺乏生血所必需的营养物质，使血红蛋白形成不足，以致造血功能低下的一种病证。多见于3岁以内的小儿。通过推拿可以补益患儿脾胃，促进气血生化，补肾气，增加患儿体质，从而达到治疗作用。

>> 宝宝日常表现

轻度贫血，可仅表现为皮肤、黏膜稍苍白而无自觉症状。

重度贫血，可出现面色萎黄苍白、食欲缺乏、头晕、精神烦躁、体重不增、心率增快等症状。

>> 专家的叮嘱

贫血被列为我国儿童防治四病之一，6个月～3岁的小儿最为常见。长期的贫血可使小儿体质下降，抵抗力减弱，甚至影响小儿的生长发育。贫血的患儿脸色萎黄，或显得苍白，头发又细又稀，容易烦躁，怕冷，身体抵抗力较弱，很容易患感冒、消化不良、腹泻甚至肺炎，此时应有意识地给患儿化验血红蛋白含量，早发现早治疗。

小儿禀赋不足、脏腑虚损、喂养不当、诸虫感染以及其他疾病影响，均可使脾胃虚弱，影响气血的化生。日常多留心小儿的身体变化，皮肤有出血点、头发稀疏、好生病等均提示小儿疾病状况。所以日常对小儿进行保健推拿，可以使气血两虚、气血亏虚不能滋养脏腑、营养全身的症状改善，使患儿恢复健康，其预防各类疾病均有好处。

》》 保健推拿处方

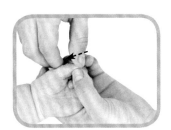

补脾经 5 分钟

主穴： 补脾经 5 分钟 ➡ 补肾经 3 分钟 ➡ 揉板门 2 分钟 ➡ 顺运内八卦 3 分钟 ➡ 摩腹 3 分钟 ➡ 按揉足三里 3 分钟 ➡ 捏脊 10～15 遍。

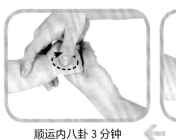

顺运内八卦 3 分钟

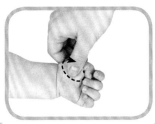

揉板门 2 分钟

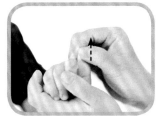

补肾经 3 分钟

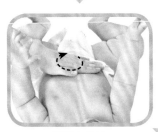

摩腹 3 分钟

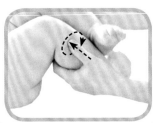

按揉足三里 3 分钟

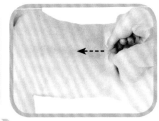

捏脊 10～15 遍

》》随症加减

1. 手足凉加推上三关 3 分钟，揉外劳宫 2 分钟。

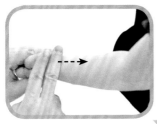

推上三关 3 分钟

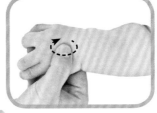

揉外劳宫 2 分钟

2. 纳食差加大鱼际揉中脘 3 分钟，分腹阴阳 30 次。

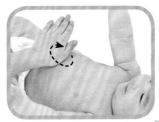

揉中脘 3 分钟

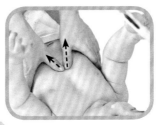

分腹阴阳 30 次

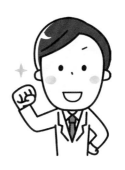

3. 如舌尖红，平素脾气暴躁、易心烦加清心经 2 分钟，清肝经 2 分钟。

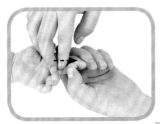

清心经 2 分钟

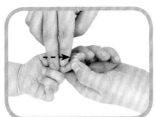

清肝经 2 分钟

4. 睡眠不好加捣小天心 3 分钟，大便量多消化不良者加补大肠 5 分钟。

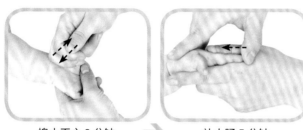

捣小天心 3 分钟 ➡ 补大肠 5 分钟

》操作疗程

上法每天操作 1 遍，10 天为 1 疗程，每一疗程完后可休息 1～2 天，然后再进行下一个疗程，一般 3～5 天患儿的进食量能有所增加，继续坚持 3～4 个疗程，小儿的神情、气色、面色明显红润有光泽。

》家长日常调护

1. 预防外感，应随气候变化及时增减衣物。
2. 多食用易消化吸收、富有营养、含铁丰富且铁吸收率较好的食物。
3. 适当运动，增强体质。
4. 养成良好的饮食习惯。

小贴士

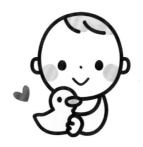

- 养成小儿良好的作息习惯，适当活动，切勿劳累。对患缺铁性贫血的孩子来说，患儿挑食、厌食等常常是导致营养不良贫血的发生主因，所以对贫血的儿童一定要养成良好的饮食习惯。
- 同时控制感染也很重要，因为缺铁能使抵抗力下降，而感染又会加重贫血，公共场合、人群密集的地方要少去，避免交叉感染。保持室内空气新鲜，要常通风换气。听从医生安排，积极配合治疗，不要盲目服用民间偏方，以免加重病情。
- 日常护理要精细，在进行食补的时候要注意营养全面，不偏好，要吃各种类型的蔬菜瓜果。多吃铁含量丰富的食物，例如肝泥、菠菜等。虽然菠菜中含铁量较高，但其所含的铁很难被小肠吸收，而且菠菜中还含有一种叫草酸的物质，很容易与铁作用形成沉淀，使铁不能被人体所利用，从而失去治疗贫血的作用。因此在选择吃菠菜之前，应用沸水焯一下。有些父母长期给孩子喝未经煮沸的牛奶，也可能导致孩子肠道少量出血，从而使孩子患缺铁性贫血。因此牛奶要煮沸后再喂孩子。

十三、夜寐不安儿童保健推拿法

请扫描书中二维码，
观看"夜寐不安儿童保健推拿法"

夜寐不安儿童保健推拿法主要用于小儿白天能够安静入睡，入夜则啼哭不安，或每夜定时啼哭，甚则通宵达旦的一种病证。多见于 6 个月以内的小儿。本病多因脾虚、心热、惊恐、食积所致。通过推拿可以镇静安神、清心火、调理脾胃、平阴阳，从而达到治疗作用。

>> 宝宝日常表现

1 岁以内哺乳婴儿夜间定时啼哭，或间歇发作或持续不已，甚则通宵达旦，而一般无其他症状的患儿，在临床上比较常见。

>> 专家的叮嘱

足够的睡眠时间和质量对婴幼儿的中枢神经系统、免疫功能以及内分泌等系统的发育和成熟有着举足轻重的作用，所以小儿夜啼家长应予以高度重视。

应细心观察小儿啼哭状态，如果孩子激烈哭闹到两腿蜷缩，睡着一阵子又反复发作，甚至看见草莓样的血便，可能肠道有问题，一定要送小孩到急诊，以免延误病情。

对于年龄稍大的儿童若经常出现夜啼，应注意与癫痫相鉴别。

保健推拿处方

主穴: 清心经 2 分钟 ➜ 清肝经 2 分钟 ➜ 捣小天心 3 分钟 ➜ 摩囟门 3 分钟 ➜ 分手阴阳 2 分钟 ➜ 顺运内八卦 3 分钟。

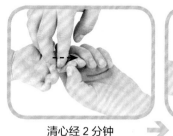
清心经 2 分钟

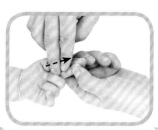
清肝经 2 分钟

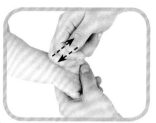
捣小天心 3 分钟

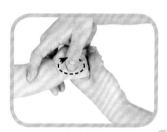
顺运内八卦 3 分钟

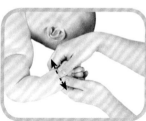
分手阴阳 2 分钟

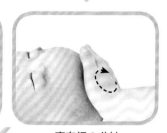
摩囟门 3 分钟

随症加减

腹痛腹胀揉一窝风 3 分钟,揉外劳宫 3 分钟,摩腹 50 次,揉天枢 2 分钟。

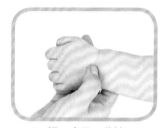
揉一窝风 3 分钟

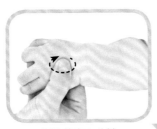

揉外劳宫 3 分钟 ➡ 摩腹 50 次 ➡ 揉天枢 2 分钟

>> 操作疗程

上法每天操作 1 遍，如果是惊吓引起的夜啼，孩子会有害怕，睡觉时惊惕哆嗦，一般 1～3 次即改善甚至痊愈。如果是腹部不适引起的夜啼，治疗的时间较之更长一些，1 周为一个疗程，一般经 1～2 个疗程即改善。

>> 家长日常调护

1. 小儿啼哭首先应从生活护理上找原因，排除因饥饿、蚊虫叮咬、尿不湿、温度过冷过热、腹胀气寒冷等因素所引起的儿童不适。

2. 生活规律，饮食有节，定时定量。

3. 注意肛门外有无蛲虫。

小贴士

- ✓ 对于经常夜啼的小儿，家长也要尽量冷静，避免焦躁的心情影响孩子，让孩子能够感受到父母的爱心和耐心，使其有足够的安全感。
- ✓ 睡前不要使小儿过度兴奋、紧张而难以入睡。不看刺激性的电视节目，不讲紧张可怕的故事，不玩新玩具。睡眠环境应光线较暗、安静且舒适。
- ✓ 平时养成良好的生活习惯，使孩子衣被舒适，不要过厚太薄，睡眠要规律，多晒太阳，白天不要过多睡眠，要合理喂养小儿，乳母应注意保养，少吃辛辣、寒凉及肥甘厚腻等难以消化的食物，不要喂给凉乳或剩乳，防止小儿夜啼的发生。
- ✓ 在治疗的同时应细心护理才可使治疗效果迅速有效，治疗痊愈后病症不反复。

十四、多动儿童保健推拿法

请扫描书中二维码，
观看"多动儿童保健推拿法"

多动儿童保健推拿法，主要用于小儿注意力
涣散、冲动任性和活动过多等特征的注意缺损障
碍的一种病症。儿童多动症常在婴幼儿阶段出
现，但9岁时往往是症状最突出的年龄。到了青
春发育期后，这些症状通常会自行消失。通过推
拿可以镇静安神、调理脾胃、肝肾功能，从而达
到治疗作用。

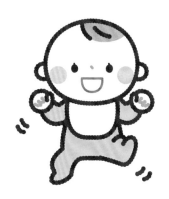

》》 宝宝日常表现

做事往往有始无终，上课常常不听讲，注意力易分散且常常随境转移。坐
立不安，经常奔跑，很难集中精力做功课，不能长时间集中注意力。甚至很难
坚持完成某一种游戏。任性冲动，过于频繁地从一种活动转移到另一种活动，
不能有条不紊地做事情，需要他人予以督促照料。

》》 专家的叮嘱

很多家长很难分辨孩子到底是多动，还是多动症。可以用一种简单的方法
进行鉴别。家长可以利用"威胁与利诱"的方式告诉儿童，如果你能坐在椅子
上保持一分钟不动，你将得到某样好处；如果动了将会受到某种惩罚。反复与

儿童讲，让他（或她）对其利害得失都十分清楚，然后开始实施。如果他（或她）能保持一分钟不动，那就不是多动症。如果仍然坚持不了，那就是多动症。也就是说多动的孩子在认真做一件事情的时候，是可以一动不动的，但多动症的孩子，在任何情况下都是动个不停。

经临床观察发现，家庭环境与健康教育是早期发现、预防及干预儿童多动症的重要因素，儿童多动症多集中在 6～10 岁，生活在父母经常吵架、相互谩骂、攻击、讽刺、甚至分居、离婚的环境中的儿童，精神处于紧张、压抑、恐惧、不安，或者有些家教方式以经常粗暴打骂孩子、干涉孩子的活动等，都会使孩子出现情绪不稳定、冲动、注意力不集中等问题，而且会加重多动症的某些症状，久而久之形成各种病态的行为模式。若在这一时期家长为孩子营造一个和谐、友爱的环境，正确的教导，同时又能早期发现、早期干预，将对孩子的学习成绩和学习兴趣的影响减到最小，让孩子发挥出最大的潜力。

》》保健推拿处方

主穴：捣小天心 5 分钟 ➜ 按揉百会 5 分钟 ➜ 按揉四神聪 2 分钟 ➜ 开天门 3 分钟 ➜ 推坎宫 2 分钟 ➜ 揉太阳 2 分钟 ➜ 摩腹 3 分钟 ➜ 按揉双侧涌泉 3 分钟 ➜ 捏脊 10 遍。

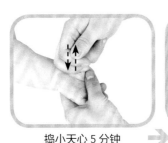 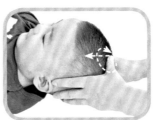 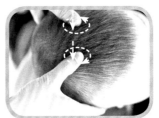

捣小天心 5 分钟   →   按揉百会 5 分钟   →   按揉四神聪 2 分钟

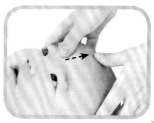

开天门 3 分钟

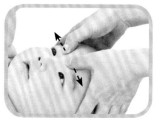

推坎宫 2 分钟

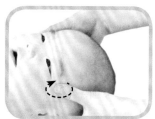

揉太阳 2 分钟

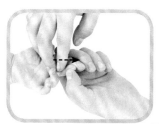

捏脊 10 遍

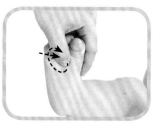

按揉双侧涌泉 3 分钟

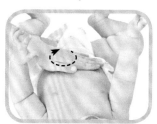

摩腹 3 分钟

随症加减

1. 舌尖红，加清心经 2 分钟，清肝经 2 分钟。

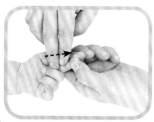

清心经 2 分钟

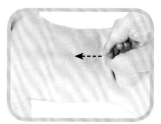

清肝经 2 分钟

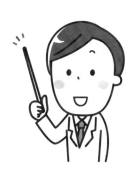

2. 手足心热、口气重，加清胃经 3 分钟，揉二马 2 分钟，揉内劳宫 2 分钟，揉涌泉 2 分钟。

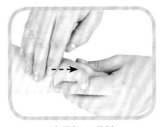

清胃经 3 分钟

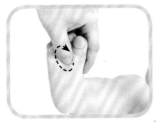

揉涌泉 2 分钟

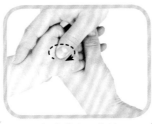

揉内劳宫 2 分钟

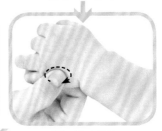

揉二马 2 分钟

3. 脾气暴躁、烦躁易怒，加掐太冲 30 次，按揉三阴交 2 分钟。

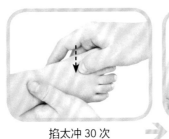

掐太冲 30 次

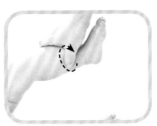

按揉三阴交 2 分钟

操作疗程

上法每天操作 1 遍，10 天为 1 疗程，每一疗程完后可休息 1 ~ 2 天，然后再进行下一个疗程。多动症的治疗周期较长，一般 2 ~ 3 个疗程后有所好转。

多动症患者表现各不相同，应根据其具体表现适当增减穴位处方，对于年龄稍大的儿童，在操作时间和次数上应适当增加，以取得更好的效果。

》 家长日常调护

1. 对于多动症的孩子，家长及教师应多理解体谅孩子，不要言语中伤孩子，使其心理上过度紧张、焦躁，对于恢复病情不利。

2. 在父母和教师指导下进行躯体运动，如打球、游泳、跑步等这些训练有助于提高患者的自我控制能力和自尊心，从而达到自律目的。

3. 合理饮食、养成作息规律的生活习惯。

小贴士

✓ 即使是确诊为多动症，家长也不要惊慌失措，病急乱投医，应上正规医院积极配合医生治疗。生活中让患者多与具有良好自控能力的儿童接触和交往，让他们一起游戏、一起活动、一起学习，由于多动症儿童自控能力较差，要改变他的行为，就要提高他的自控能力，而游戏是提高自控能力的有效途径。游戏可以促进儿童认知能力的发展，能激发儿童的运动兴趣；还可以促进儿童社交能力和良好情绪情感的发展，让孩子愉快地接受正面教育。而一旦有所进步，就应该及时予以肯定和表扬。对于患者本来就有的优点，应积极创造机会使其得以发挥。

✓ 在饮食上要少吃面条、蛋糕和乳制品等含酪氨酸较多的食品，少吃贝类、大红虾、向日葵、莴苣、甘蔗等含铅量高的食物，少吃番茄、苹果、橘子、杏等含有甲基水杨酸类较多的食品，少吃伴有辛辣调味品和含色素多的食品。适当多吃动物肝脏、蛋黄等富含铁的食品，适当多吃花生、瘦肉等富含锌的食物。

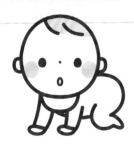

十五、长期低热儿童保健推拿法

请扫描书中二维码，
观看"长期低热儿童保健推拿法"

长期低热儿童保健推拿法主要用于小儿长期低热、热程较长，超过 2～3 周，体温在 38℃以下的一类病症，此症候于许多疾病中均可见到。

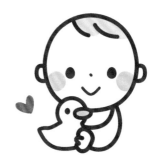

宝宝日常表现

低热不退，病程持久。常伴有乏力、盗汗、失眠、多梦、头痛、焦虑、心悸及胃肠道功能紊乱的症状。

专家的叮嘱

低热是临床常见的一种症候，病因极为复杂，从中医角度来看多属阴虚内热。低热证表现多端，病程较长，见证又不千篇一律，所以应酌情加减穴位进行治疗。

若患儿持续低热，应尽早治疗，及时进行全面身体检查，找出致病原因，以免耽误病情。

>> 保健推拿处方

主穴：清补脾经5分钟 ➔ 清天河水5分钟 ➔ 揉板门2分钟 ➔ 分手阴阳3分钟 ➔ 揉二马3分钟 ➔ 揉涌泉3分钟。

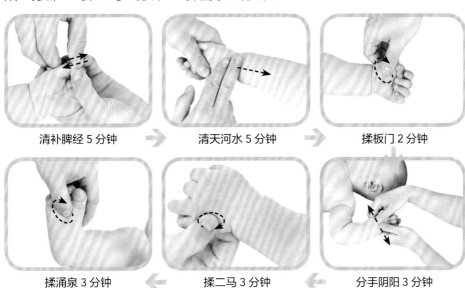

清补脾经5分钟 ➔ 清天河水5分钟 ➔ 揉板门2分钟

揉涌泉3分钟 ⬅ 揉二马3分钟 ⬅ 分手阴阳3分钟

>> 随症加减

1. 对于有烦躁不安者，加清肝经3分钟。

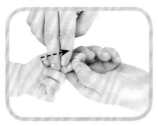

清肝经3分钟

2. 若自汗盗汗
者，加揉肾顶
3 分钟，补肾
经 5 分钟。

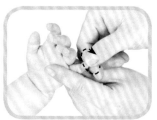 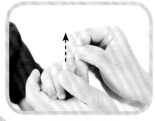

揉肾顶 3 分钟　➡　补肾经 5 分钟

3. 若不思乳食、腹胀者，加清大肠 3 分钟，摩腹 5 分钟，分腹阴阳 50~
100 次。

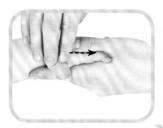 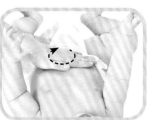 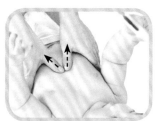

清大肠 3 分钟　➡　摩腹 5 分钟　➡　分腹阴阳 50~100 次

操作疗程

上法每天操作 1 遍，10 天为 1 疗程，
每一疗程完后可休息 1~2 天，然后再进
行下一个疗程。

家长日常调护

小贴士

1. 注意合理膳食，营养搭配，增强脾胃功能。
2. 根据寒热适当增减衣物，避风寒。

✓ 在纠正小儿低热的同时，
不能盲目清热，小儿脏腑
娇嫩，若清火之力太过，
则病情会加重。

✓ 在清热的同时，一定要滋
阴，使阴阳达到平衡。

✓ 在推拿选穴上也应重视脾
胃的调理，在滋阴清热的
同时，选取补益脾胃的穴
位进行按摩，使治疗疾病
的同时不伤小儿正气。

十六、新生儿呕吐保健推拿法

请扫描书中二维码，
观看"新生儿呕吐保健推拿法"

新生儿呕吐保健推拿法主要用于新生儿经常呕吐胃内容物的一种表现。

宝宝日常表现

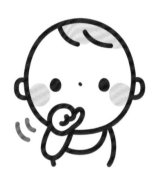

新生儿一日数次呕吐、吐物多为乳汁或乳块，持续或反复发作。

专家的叮嘱

我们通常将哺乳方法不当或吸奶时吞入少量空气所产生的少量乳汁自口角溢出称为"溢乳"，多为哺乳过量、过急所致。患者家长平时注意正确的哺乳方式，溢乳可随年龄的增长而自愈。新生儿呕吐多为新生儿出生时经产道吞入较多量的羊水或黏液刺激胃引起呕吐，多见于难产、过期产、有窒息史的新生儿。

呕吐时，家长应立即将患儿的头侧向一边，以免呕吐物呛入气管而引起吸入性肺炎。呕吐严重者应禁食。

引起新生儿呕吐的原因很多，治疗时必须注意鉴别并查明原因，不能单纯见吐止吐，以免延误病情。

≫ 保健推拿处方

主穴： 揉板门 2 分钟 ➡ 揉内关 2 分钟 ➡ 补脾经 5 分钟 ➡ 逆运内八卦 5 分钟 ➡ 按揉足三里 2 分钟 ➡ 推下七节骨 2 分钟。

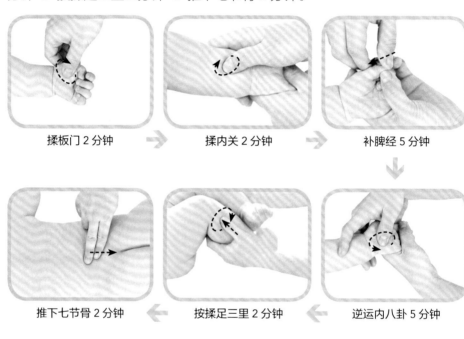

揉板门 2 分钟	揉内关 2 分钟	补脾经 5 分钟
推下七节骨 2 分钟	按揉足三里 2 分钟	逆运内八卦 5 分钟

≫ 随症加减

1. 呕吐酸臭乳块或不消化食物者，加分腹阴阳 50 次。

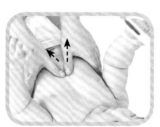

分腹阴阳 50 次

2. 食入即吐、呕吐酸腐者，加清天河水 2 分钟，清胃经 4 分钟。

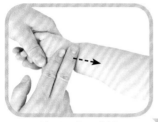 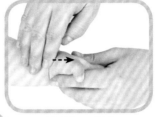 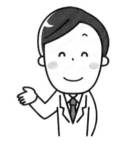

清天河水 2 分钟 ➡ 清胃经 4 分钟

3. 伴惊惕不安者，加清肝经 2 分钟，揉小天心 3 分钟。

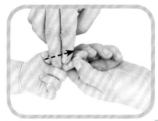 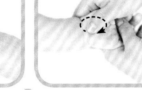

清肝经 2 分钟 ➡ 揉小天心 3 分钟

≫ 操作疗程

上法每天操作 1 遍，3 天为 1 疗程，每一疗程观察新生儿呕吐次数和质量，若好转再进行下一疗程，若未见好转应及时就医。一般宜在空腹时进行。推拿 1～2 个疗程后，呕吐、溢乳在次数、质量会明显改善。若推拿不正确可能会使孩子症状加重。

家长日常调护

1. 母亲在孕期要注意乳房护理，有奶头凹陷者要逐渐将奶头提拉出来，便于宝宝出生后吸奶。

2. 用奶瓶喂奶时要注意消毒。

3. 防止宝宝吸入过多的空气而致呕吐。

4. 对于容易发生呕吐的孩子，最好在喂奶后，将他的床头抬高些，头侧卧位睡觉，防止呕吐时发生窒息。

小贴士

在喂养时，喂奶次数不要过多，喂奶量不要过大；喂奶前不要让宝宝过于哭闹；不要吸吮带孔洞的假奶头；喂奶时使奶瓶中的奶水充满奶头。喂奶后不要过早翻动宝宝，最好把宝宝竖起来，轻轻打背部，使他打出几个"饱嗝"后，再放回床上。

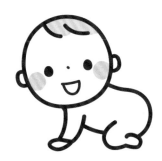

十七、近视儿童保健推拿法

请扫描书中二维码，
观看"近视儿童保健推拿法"

近视儿童保健推拿法主要用于儿童因用眼过度、经常看电视、走路看书等不良姿势引起的眼肌调节功能失常所致的假性近视。通过推拿，可以解除眼肌疲劳，调和气血，疏通经络，增加视力。

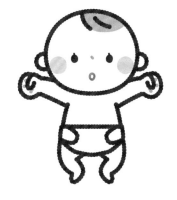

宝宝日常表现

患儿远视力逐渐下降，视远物模糊不清。近视清楚，但近视过久也会出现眼睛发胀，头部疼痛，视力疲劳等症状。

专家的叮嘱

假性近视为功能性，多发生于青少年，视力可在数周或 1~2 个月内下降，适当治疗后可得到某种程度的恢复。

≫ 保健推拿处方

主穴：开天门3分钟 → 推坎宫3分钟 → 揉太阳3分钟 → 揉睛明2分钟 → 揉四白2分钟 → 揉耳后高骨2分钟。

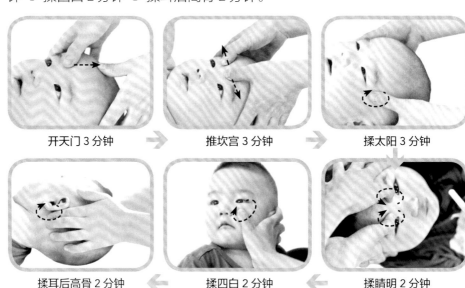

开天门3分钟 → 推坎宫3分钟 → 揉太阳3分钟

揉耳后高骨2分钟 ← 揉四白2分钟 ← 揉睛明2分钟

≫ 随症加减

1. 若患儿伴有急躁、易怒加清肝经2分钟，捣小天心2分钟。

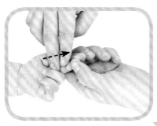

清肝经2分钟

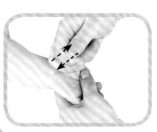

捣小天心2分钟

2. 伴有面红，尿黄，舌红者加清天河水 3 分钟，揉二马 2 分钟，退六腑 2 分钟。

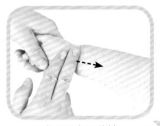

清天河水 3 分钟 ➡ 揉二马 2 分钟 ➡ 退六腑 2 分钟

操作疗程

上法每天操作 1 遍，10 天为 1 疗程，每一疗程完后可休息 3~5 天，然后再进行下一个疗程。一般宜在空腹时进行。推拿 2~3 个疗程后，眼睛发胀，头部疼痛，视力疲劳等症状会明显改善。若推拿不正确可能会使孩子眼痛、眼胀加重。

小贴士

在按摩时手指不要直接触及患儿的眼球，手法不宜过重，操作者要注意手部卫生；对于年龄偏大，症状较重者，推拿每个穴位时也应相应地增加操作时间，可在一定程度上提高治疗效果。

家长日常调护

1. 注意用眼卫生，纠正不正确的用眼姿势。

2. 看书写字时，要注意光线，保护视力。

3. 积极锻炼身体，经常做眼保健操。

4. 尽量不要写过小、过密的字。

小贴士

日常生活中要培养孩子正确的读书、写字姿势，不要趴在桌子上或扭着身体。书和眼睛应保持 30 厘米，身体与课桌应保持一拳的距离，手与笔尖 2.5 厘米左右。在持续看书 1 小时后要休息 10 分钟，眼睛向远眺，多看绿色植物，做眼保健操。应多吃富含维生素的各种蔬菜，如胡萝卜。

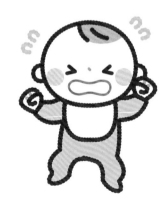

十八、长期腹泻儿童保健推拿法

请扫描书中二维码，
观看"长期腹泻儿童保健推拿法"

长期腹泻儿童保健推拿法主要是用于病程较长或反复发作的大便次数增多、粪质稀薄或虽然大便不稀但大便量比较多，其中含有大量不消化食物残渣的患儿。它具有健脾益胃、温阳止泻的作用。

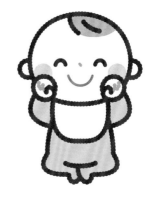

>> 宝宝日常表现

大便次数增多，便质稀薄或含有大量不消化的食物残渣，或大便不稀但量多等症状。可伴有身体瘦弱、体倦乏力、面色萎黄等症状。

>> 专家的叮嘱

本病以夏、秋两季发病为多，发病年龄以婴儿为主，其中以6个月~2周岁年龄段的小儿发病率较高。引起本病的原因主要是由于患儿本身脾胃虚弱，喂养不当或其他疾病治疗不及时或治疗方法不当伤及脾胃所致。

》》保健推拿处方

主穴： 补脾经 5 分钟 ➡ 补大肠 5 分钟 ➡ 揉外劳宫 2 分钟 ➡ 摩腹 3 分钟 ➡ 揉龟尾 2 分钟 ➡ 推上七节骨 2 分钟 ➡ 捏脊 20 次。

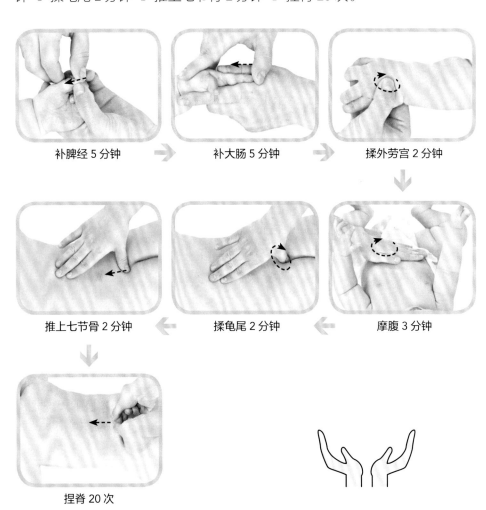

补脾经 5 分钟 ➡ 补大肠 5 分钟 ➡ 揉外劳宫 2 分钟

推上七节骨 2 分钟 ⬅ 揉龟尾 2 分钟 ⬅ 摩腹 3 分钟

捏脊 20 次

>> 随症加减

1. 伴有腹痛、腹胀者加揉一窝风 2 分钟，揉中脘 2 分钟，分腹阴阳 3 分钟，揉足三里 3 分钟，推上三关 4 分钟。

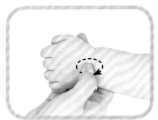

揉一窝风 2 分钟

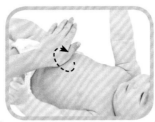

揉中脘 2 分钟

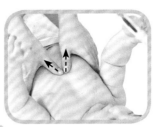

分腹阴阳 3 分钟

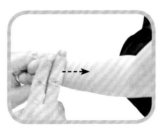

推上三关 4 分钟

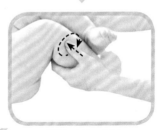

揉足三里 3 分钟

2. 伴有粪质清稀、泡沫较多加揉一窝风 2 分钟，揉外劳宫 2 分钟。

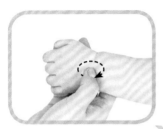

揉一窝风 2 分钟

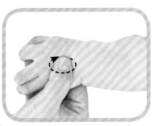

揉外劳宫 2 分钟

3. 伴肛门灼热加清天河水 2 分钟，推箕门 2 分钟。

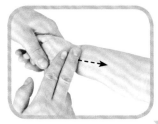 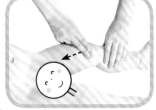

清天河水 2 分钟 ➡ 推箕门 2 分钟

4. 伴带有奶瓣或不消化食物加揉中脘 2 分钟，捏脊 5~7 遍。

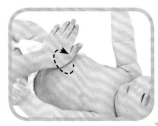 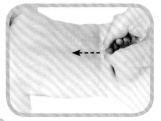

揉中脘 2 分钟 ➡ 捏脊 5~7 遍

≫ 操作疗程

上法每天操作 1 次，5 天为 1 疗程。一般宜在空腹时进行。推拿 2～3 个疗程后，大便次数增多、便质稀薄程度会明显改善。若推拿不正确可能使腹泻症状有所加重。

小贴士

本病推拿有效，但不排除其他疗法，若有感染因素，可同时服用药物治疗。若出现腹泻次数较多（每天腹泻 10 次以上），大便呈水样的患者，在按摩的同时要及时去医院就诊，以免患儿脱水。对于年龄段、症状不同的患儿，可推拿次数上适当调整，年龄大，症状重者，推拿时也应相应地增加操作次数。

≫ 家长日常调护

1. 注意饮食卫生，食物应新鲜、清洁，不食生冷、变质及不干净的食物，不暴饮暴食。饭前、便后要洗手，餐具要卫生，同时要乳食有节、饥饱有度。

2. 加强户外运动，注意气候变化，防治感受外邪，尤其要避免腹部着凉。

3. 忌食油腻、生冷及不消化的食物。

4. 保持臀部皮肤干燥、勤换尿布。

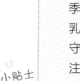

小贴士

- ✔ 在日常生活中提倡母乳喂养，不宜在夏季、小儿有病、改变乳食种类时断奶，遵守添加辅食的原则，注意科学喂养。

- ✔ 应适当的控制饮食，减轻脾胃负担，对部分患儿可采取暂时禁食的原则，可随病情的好转逐渐增加饮食量。

- ✔ 在患儿每次大便后，要用温水清洗臀部，并扑上爽身粉，防治发生红臀。

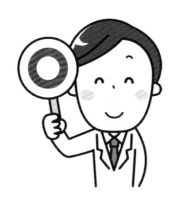

十九、缺钙儿童保健推拿法

请扫描书中二维码，
观看"缺钙儿童保健推拿法"

缺钙儿童保健推拿主要用于儿童时期一种慢性体内钙、磷代谢失调，常常出现不易入睡、不易进入深睡状态，入睡后爱啼哭、易惊醒，入睡后多汗等缺钙症状的患儿。

▶▶ 宝宝日常表现

入睡后头部出汗，可见枕秃圈；精神烦躁，对周围环境不感兴趣，小儿不活泼；夜惊，夜间常突然惊醒，啼哭；出牙晚，前囟门闭合延迟，常在 1 岁半后仍不闭合；前额高突，形成方颅。

患儿多伴有阵发性腹痛、腹泻，抽筋，胸骨疼痛，X 型腿、O 型腿，鸡胸，指甲灰白或有白痕；厌食、偏食；白天烦躁、坐立不安；智力发育迟、说话晚；学步晚，13 个月后才开始学步；出牙晚，10 个月后才出牙，牙齿排列稀疏、不整齐、不紧密，牙齿呈黑尖形或锯齿形；头发稀疏；健康状况不好等。

▶▶ 专家的叮嘱

本病多发于北方寒冷地区。主要是由于维生素 D 不足而引起全身钙、磷代谢失调，并影响骨骼的改变为主要临床特征。由于钙盐不能沉着于骨骼的生长部位而使骨骼发育障碍。推拿时可补充维生素 D 和钙剂，或者添加了维生素 D 和钙质的钙片，然后添加鱼肝油，不过要切记，鱼肝油不可多吃，多吃可引起慢性中毒。

保健推拿处方

主穴： 补脾经 5 分钟 → 揉板门 3 分钟 → 顺运内八卦 5 分钟 → 补肾经 3 分钟 → 推四横纹 3 分钟 → 按揉双侧足三里 3 分钟 → 捏脊 10 遍。

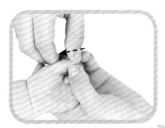
补脾经 5 分钟

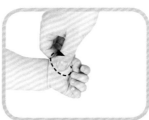
揉板门 3 分钟

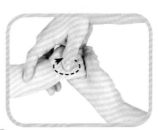
顺运内八卦 5 分钟

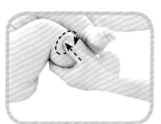
按揉双侧足三里 3 分钟

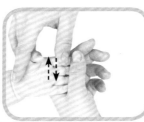
推四横纹 3 分钟

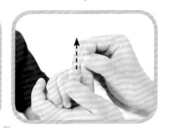
补肾经 3 分钟

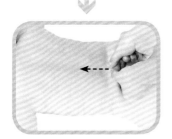
捏脊 10 遍

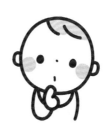

≫ 随症加减

1. 伴面色少华，便秘者加清胃经 2 分钟，揉二马 2 分钟，清天河水 3 分钟，揉涌泉 2 分钟。

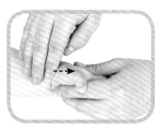

清胃经 2 分钟

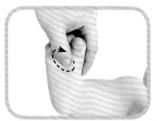

揉涌泉 2 分钟

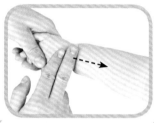

清天河水 3 分钟

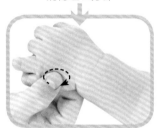

揉二马 2 分钟

2. 伴有形体偏瘦，大便量多，便中含较多的不消化食物残渣，唇舌色淡者加推上三关 3 分钟，揉外劳宫 2 分钟。

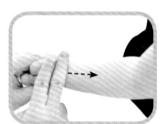

推上三关 3 分钟

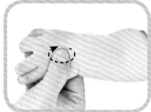

揉外劳宫 2 分钟

≫ 操作疗程

上法每天操作 1 遍，7～10 天为 1 疗程，每一疗程完后可休息 1～3 天，然后再进行下一个疗程。一般宜在空腹时进行。推拿 3～4 个疗程后，患儿症状有所改善。若推拿不正确对患儿一般不会造成影响。

》》家长日常调护

1. **新生儿期（出生后 28 天内）** 此阶段出现胎儿自生的低钙期，以激发钙的自稳系统的启动，此阶段需要从母乳中摄取大量的钙营养，由于母乳中缺少维生素 D，因此在这个阶段，宝宝如果囟门偏大，出汗多，排除惊吓及肚子不适以外的夜卧不安哭闹，这种情况下，需要在出生 2 周后补充维生素 D 和钙。

2. **婴幼儿期（出生～3 岁）** 此阶段为人一生中代谢最旺盛的时期，大脑和身体迅速发育，乳牙长出，此时体内的钙量将直接影响到前期的生长发育。如果缺钙可能出现出牙迟、厌食、多汗、枕秃、鸡胸、O 型腿、X 型腿，并会发生上呼吸道感染、消化不良、肠炎等，给生活和成长带来不便。

3. **学龄前期、学龄期到青少年期（3～18 岁以前）** 此阶段成长速度较快，脑的重量增加，脑的内部结构发育完全，恒牙长出，神经系统发育成熟。到青春期后骨骺逐渐愈合，身高的增长开始变慢并逐渐停止，补钙错过这个阶段，将直接影响到成年后的健康状态。

小贴士

- ✓ 在不同年龄段补钙时应让孩子多晒太阳，在天气较好的情况下，应充分暴露四肢，以得到充足的光照帮助钙吸收。晒太阳要注意时间、光线、面积，同时注意阳光对眼睛的刺激。
- ✓ 缺钙的孩子相对体质较弱，应注意预防感冒，同时应注意孩子是否缺锌。居室阳光充足，及时开窗，让阳光直射或折射到房间，使小儿（特别是婴儿）有充足的阳光照射，风和日丽之时抱到阳台及户外接受阳光照射。幼儿要户外活动每日 1 小时以上。

二十、长期便秘儿童保健推拿法

请扫描书中二维码，
观看"长期便秘儿童保健推拿法"

长期便秘儿童保健推拿法主要用于长期大便秘结不通，排便时间延长，或欲大便而排时不爽，艰涩难出的患儿。

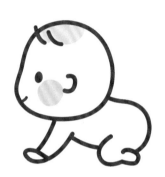

》宝宝日常表现

大便干结，食少，腹胀腹痛，口干口臭，面红身热，心烦不安，手足心热，多汗，时欲饮冷，小便短赤，苔黄厚。

》专家的叮嘱

便秘可作为一个单独的疾病，又可继发于其他疾病过程中。单独出现的便秘，多为习惯性便秘，与体质、饮食习惯、生活无规律有关；突然改变生活环境，或过食辛辣香燥，或饮食过于精细，均可发生便秘。

西医认为是肠道蠕动力缺乏、肠道刺激不足引起的便秘。作为疾病过程中所表现出来的便秘，多见于某些器质性疾病，如先天性巨结肠。便秘日久会使患儿食欲减退、睡眠不足、腹胀、腹痛、头晕，个别小儿由于便时努挣，引起肛裂或脱肛。

》保健推拿处方

主穴： 揉膊阳池 5 分钟 ➡ 顺运内八卦 3 分钟 ➡ 揉中脘 2 分钟 ➡ 揉天枢 2 分钟 ➡ 揉足三里 2 分钟 ➡ 推下七节骨 2 分钟。

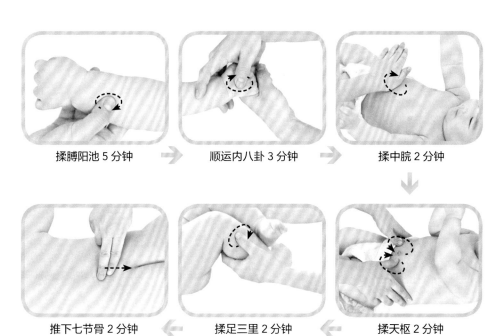

揉膊阳池 5 分钟 ➡ 顺运内八卦 3 分钟 ➡ 揉中脘 2 分钟

推下七节骨 2 分钟 ⬅ 揉足三里 2 分钟 ⬅ 揉天枢 2 分钟

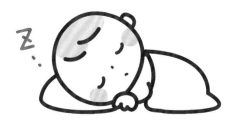

》》随症加减

1. 若大便干结、舌红、苔黄、口臭、尿黄者，加清天河水 3 分钟，清肺经 2 分钟，清肝经 2 分钟。

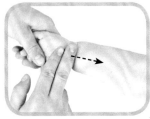 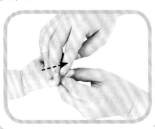 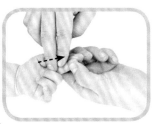

清天河水 3 分钟 ➡ 清肺经 2 分钟 ➡ 清肝经 2 分钟

2. 伴神疲乏力、形体消瘦、脘腹不适者，加补脾经 3 分钟，捏脊 5 遍。

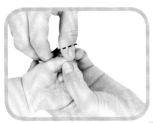 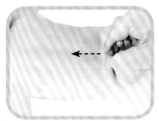

补脾经 3 分钟 ➡ 捏脊 5 遍

》》操作疗程

上法每天操作 1 遍，5 天为 1 疗程。一般宜在空腹时进行。推拿 1~2 个疗程后，患儿大便干结、口干口臭、面红身热等症状有所改善。若推拿不正确对患儿一般不会造成影响。

小贴士

推拿治疗便秘时不应一味地以通腑泻下为治疗大法，适当给予揉二马、揉涌泉等滋阴的手法。如果大便数天未解，按摩后不能立即排便者，可先用开塞露，或用导泻液灌肠治疗，以缓解症状，再用推拿治疗。

》 家长日常调护

1. 合理调配饮食，多食粗纤维较多的食物，如粗粮、蔬菜。

2. 生活要有规律，养成定时排便的习惯，要注意休息，消除紧张情绪。

3. 少食辛辣香燥等易于上火之品。

4. 保持每天有足够的运动量。

小贴士

对于以奶粉喂养为主的婴幼儿，奶粉宜调稀一些，并加适当果汁或蔬菜汁。对于断奶后的小儿，主食不宜过于精细，鼓励宝宝多吃富含纤维素的蔬菜及香蕉、梨、苹果等水果，并多饮水。便秘时用甘油栓纳入肛门，使大便滋润易于排出，避免肛裂，但不能常用，避免产生依赖性。热病过后由于进食少而日久不大便，不必急于大便，只需抚养胃气，将饮食增加，大便自能正常。

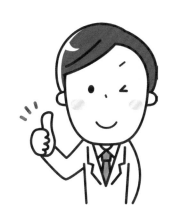